国家"十三五"重点研发计划项目
四川省重点出版项目专项补助资金项目

中国牙种植修复
专家共识

Expert Consensus on Chinese Dental Implant Restoration

名誉主编　　张兴栋

主　　编　　周学东　　王佐林

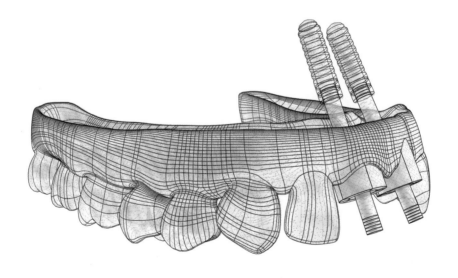

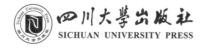
四川大学出版社
SICHUAN UNIVERSITY PRESS

图书在版编目（CIP）数据

中国牙种植修复专家共识 / 周学东，王佐林主编 . --
成都：四川大学出版社，2024. 4. -- ISBN 978-7-5690-
6995-2

Ⅰ . R782.12

中国国家版本馆 CIP 数据核字第 2024281EL6 号

书　　名：中国牙种植修复专家共识
　　　　　Zhongguo Yazhongzhi Xiufu Zhuanjia Gongshi
主　　编：周学东　王佐林

出 版 人：侯宏虹
总 策 划：张宏辉
选题策划：侯宏虹　龚娇梅
责任编辑：龚娇梅
责任校对：倪德君
装帧设计：杨　汇
封面插图：于海洋
责任印制：王　炜

出版发行：四川大学出版社有限责任公司
　　　　　地址：成都市一环路南一段 24 号（610065）
　　　　　电话：（028）85408311（发行部）、85400276（总编室）
　　　　　电子邮箱：scupress@vip.163.com
　　　　　网址：https://press.scu.edu.cn
印前制作：四川胜翔数码印务设计有限公司
印刷装订：四川盛图彩色印刷有限公司

成品尺寸：210mm×295mm
印　　张：12.25
字　　数：293 千字

版　　次：2024 年 8 月 第 1 版
印　　次：2024 年 8 月 第 1 次印刷
定　　价：168.00 元

扫码获取数字资源

四川大学出版社
微信公众号

编委会

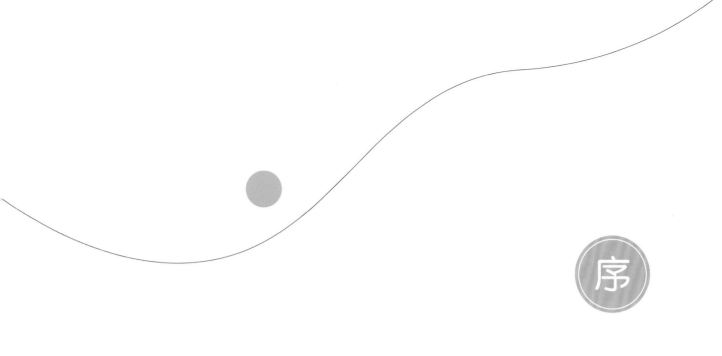

序

　　1952年瑞典学者Brånemark发现纯钛的骨结合现象，创建骨结合理论，发明了牙种植技术，革命性地解决了缺牙的修复问题，成为口腔医学史上最伟大的发明之一。牙种植技术让数以万计的缺失牙患者恢复了牙齿功能，自信地面对人生，迎接新时代，种植牙也被誉为"人类的第三副牙齿"。

　　我国的牙种植最早始于20世纪80年代，在国内外著名的材料学专家张兴栋院士、口腔种植学专家陈安玉教授的带领下，积极探索，开拓创新，经过几十年的砥砺奋进，我国的牙种植在材料的研发、植体与骨的结合、临床技术、临床标准、临床路径等方面得到了跨越式的发展，与世界领先水平的差距缩小，一批国内知名专家也走向世界，步入了国际高水平学术舞台。随着现代科学技术的发展、患者对美好生活的追求，以及国际种植体系统不断的更新换代，越来越多的国际产品进入中国，而国产牙种植体系统研发的力度和深度尚无法满足患者需求，"种牙贵"成了患者对牙种植技术的普遍印象。因此，我国亟需研发出拥有自主知识产权、高质量的国产牙种植体系统，普惠人民群众。

　　本书在"十三五"国家重点研发计划"新型牙种植体研发及其工程化研究"的支持下，组织国内口腔医学专家学者共同编撰，由中国工程院张兴栋院士担任名誉主编。该书由牙种植体的概述入门，阐述了在牙种植体设计、机械结构、表面改性、生物力学、微生物学、临床诊疗应用等方面的观察与思考，凝聚了各位专家学者多年来的研究成果和临床经验。本书的出版将助力牙种植材料和机制的研究者、牙种植临床医生，以及牙种植体生产企业产学研用的交叉合作。不忘初心，为打造世界知名的中国牙种植体系统不懈努力！

主编：周学东　王佐林

2024年2月

目录

Ⅰ 牙种植
的概述

II 牙种植体的设计

Ⅲ 牙种植体的精密机械结构

IV 牙种植体
表面改性

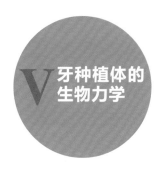

V 牙种植体的生物力学

VI 牙种植修复的临床路径

VII　种植X线的诊断分析和设计

VIII 牙种植修复的评价体系

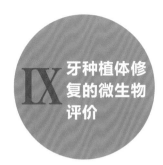

IX 牙种植体修复的微生物评价

I 牙种植
的概述

II 牙种植体
的设计

III 牙种植体的
精密机械
结构

IV 牙种植体
表面改性

V 牙种植体
的生物力学

VI 牙种植修
复的临床
路径

VIII 牙种植修
复的评价
体系

VII 种植X线
的诊断分
析和设计

IX 牙种植体修
复的微生物
评价

牙种植的发展是从类似于现在的根形种植体开始的，至今已有几千年的历史。早在公元前6000年的古埃及、5000年前的古代中国和1500年前的印加帝国，就已经有人类使用同种异体牙、动物牙和金属材料等替代缺失牙的记载，但纯粹是为了美学装饰，而不是为了恢复咀嚼功能。公元1100年，Alabucasimt率先使用外科植入技术进行牙移植和牙再植，该技术一度流行于法国和英国等欧洲国家的上层社会。但是，由于失败率高和担心传染结核、梅毒等因素，对牙移植和牙再植持批评态度的人数逐渐增加。

第一节　牙种植的发展历史

远古时代，我们的先人就知道一口好牙的重要性，牙齿在古代部落的战斗中也曾作为一种武器，人们深知缺失牙对全身健康的危害。有研究表明，牙种植技术的发展可以追溯至几十个世纪前。考古学家曾在洪都拉斯、秘鲁及埃及等地发现木乃伊颌骨有种植宝石、金属、兽骨的痕迹。

一、Branemark前的牙种植

May FB（1981）报告：公元前6000年，古埃及已用人工牙做人体颌骨内种植。开始时用的是黄金，以后用铅、铁、铱、铂、银等金属，再后也用陶瓷、橡胶、宝石、象牙等。在5000年前，古代中国就已用人工牙植入口腔颌骨内来修复缺失牙，以行使咀嚼功能。我国早在公元前2700年，就以细金属针刺入人体的一定部位而治病，即现在的针刺术，这是以外物植入人体的开端。在800年前，我国宋代楼钥所著《攻媿集》中，已有种牙的记载。虽然无法确证牙种植技术的起始时间，但由以上资料，可以推测它开始得很早。最初是从死者的口中拔下牙齿，由牙科医生植入患者的口中，进而在人和动物中做种植试验，但因疼痛、感染，存留时间不长，成功率很低，使牙种植技术应用受限。

19世纪初期，自然科学迅速发展，科学技术和知识在医学领域得到广泛应用，人们开始植入异质材料代替缺失的牙。1807年，Maggiolo使用金做成根形种植体，虽然只维持了14天，但启发人们开始尝试将不同的材料如金、银、陶瓷和象牙等做成牙齿的形状，用于牙种植。1891年，Wright的异质种植体在美国获得一段式种植体的专利。1906年，Greenfield使用铱-铂和纯金制作种植体，其外形为空篓圆柱状，类似于现在的中空柱状种植体，并有"固定基台（fixed abutment）"。他采用延期种植方案，用环钻制备种植窝，几周之后再安装牙冠。1909年，他获得两段式种植体的专利。这个时期，出现了很多种植体，但是由于缺乏实验研究的支持，并且临床失败率很高，这一技术仍未得到广泛应用。1936年以后，随着工业的发展，高强度和抗腐蚀性能良好的金属，如钴铬合金、钛、钽等逐渐投入应用。同时期，种植体的形态设计、种植方法及临床评价等不断改进，使牙种植技术有了很大的发展，种植相关材料、基础理论和临床应用都随之步入了新的境地。1937年，Adams设计了螺旋柱状种植体和球状附着基台，第一次考虑到了两段式的外科程序。虽然不知道这项专利是否被应用于临床，但他的设计和现代牙种植的设计概念已极为相似。同年，Strock用钴铬钼合金制作一段式螺旋状种植体，将其植入狗的体内进行实验，并于115周后对其进行组织学研究。经过研究，Strock将骨-种植体界面称为"粘连（ankylosis）"，并将一段式种植体应用于临床，其中一颗左侧上颌中切牙的种植体使用了15年。Strock提出，良好的咬合关系是避免种植体受到咬合创伤和骨吸收的关键因素，并且首次实现了种植体在人体内的长期存留。1939年，他描述了他的成功："牙拔除后即刻种植，没有术后并发症，之后的X线检查显示了骨和种植体的完全结合（integration），组织学切片显示受植区组织完全耐受种植体。"由此可见，Strock第一次进行了动物实验研究，确定了骨-种植体界面，并且从机体反应、组织学切片和影像学检查等方面评价牙种植的效果，由此翻开了现代口腔种植的新篇章。1940年，Bothe等第一次报告了骨和钛的"融合（fusion）"。1943年，Dahl报道了钴铬钼骨膜下支架式种植体。1946年，Strock又设计出了两段式螺旋状种植体。他很有可能是首先使用两段式骨内种植体者。该种植体是用钽金柱手工制作的，植入颌骨后缝合创口。在种植体完全愈合后，行Ⅱ期手术暴露种植体，安装基台和修复体。Strock的种植体愈合时间较长，甚至允许种植体埋置在黏膜下几年后才进行冠上修复。他植入的第一颗潜入式种植体50年后仍在行使功能。1947年，Formiggini推出了一段式钽丝扭结的种植体。

现代口腔种植学始于Formiggini M，他被称为口腔种植学之父，他以钽丝锥形体植入口腔颌骨内作为种植体（1948），从此才扩大了牙种植的应用范围，但在这期间其成功率却仍然很低。因此，牙种植技术虽然出现早，但从学科的发展而论，可说是近20年的事。具体地说，现代口腔种植学是20世纪70年代后期才兴起的一门新学科。口腔种植的动物实验和两段式骨内种植体的研究是在20世纪40年代由Strock等人真正开始实施的，他们逐步建立了组织学、影像诊断学和临床检查等诊断方法，并开始进行骨-种植体界面的研究，牙种植年代史简表（1951年及以前）如表1-1所示。

表1-1　牙种植年代史简表（1951年及以前）

年代	材料	形状	种植技术	报告人
—2000BC	同种异体牙	同种异体牙	再植，无特殊技术	Marziani（1955）
—400BC	金、木和动物牙	牙形	再植，无特殊技术	Cockburn等（1955）
1100	同种异体牙	同种异体牙	外科植入技术	Arnaudow等（1972）
1647	同种异体牙	同种异体牙	再植，无特殊技术	Ulbricht（1989）
1756	同种异体牙	同种异体牙	第一个组织学检查	Hunter（1956）
1807	金	根形	使用14天	Jourdan等（1807）
1863	陶瓷	根形	拔牙后种植	Mitscherlich（1863）
1906	铱-铂	篓空圆柱状	延期种植，骨孔预备，种植体植入	Greenfield（1913）
1937	钴铬钼合金	螺旋状，并有冠上结构	即刻种植，组织学检查	Strock（1939）
	铱-钼	骨膜下金属丝网，含4个基台	黏膜上印模	Müller（1937）
1943	钴铬钼合金	骨膜下金属支架	黏膜上印模	Dahl（1943）
1946	钽	螺旋状	潜入式	Strock等（1949）
1947	钽	螺旋状	一段式，自攻性	Formiggini（1947）
1951	钴铬钼合金	骨膜下金属支架	暴露骨面印模，两段式程序	Ogus（1951）

二、Brånemark的牙种植

现代学术界公认的口腔种植学发展的转折点或者"分水岭"，应该是PI Brånemark提出"骨结合（osseointegration）"理论并应用于口腔临床医学实践。

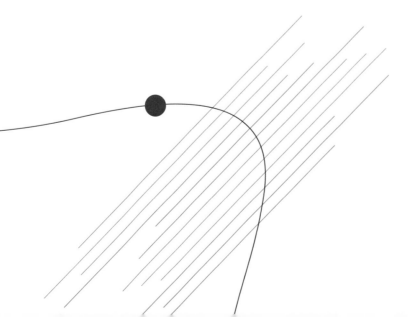

1952年，Brånemark开始用钛合金制作的观测器植入骨内来研究愈合，他在组织机械创伤愈合重建机制的研究中，采用长时间固定在动物骨内的钛制显微镜观察窗，观察骨髓血液微循环，偶然发现钛与骨发生了牢固的结合，并于20世纪60年代初开始将钛应用于牙种植的研究。他将种植体植入实验狗的体内，在长达10年的骨-种植体结合的实验研究中没有发现不利于骨和软组织的反应。1965年，Brånemark（图1-1）开始进行人体应用研究，又一个10年之后，他于1977年发表了纯钛牙种植远期成功的报道，并正式提出"骨结合"理论：在光

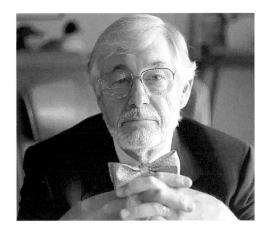

图1-1 Brånemark（1929—2014）

镜下，活骨和种植体表面直接接触，并且比例不同。在此基础上，1981年他的学生Albrecktsson提出影响骨结合的因素，从而奠定了现代口腔种植的理论基础。

Albrecktsson等提出影响种植体骨结合的4个基本因素：①种植体的生物相容性、设计和"表面处理"；②受植床的状态；③外科植入技术；④负重状态。其主要因素至今一直被肯定并应用，可以说其理论让当今牙种植学的发展摆脱了盲目性，走向"自由王国"的阶段。人类从必然中获得自由的程度是同社会生产力的发展水平、科学技术的进步和人类思维能力密切联系在一起的。随着现代总体科学水平的进步，牙种植的高速发展令人瞩目。按照当时的认识，骨结合种植体应该具有纯钛、螺旋状根和光滑的表面形态，1981年Adell等发表了一项持续15年的临床研究报告，5年以上成功率达到90%。1982年5月，Brånemark等的观点在加拿大多伦多大学的"临床口腔医学骨结合（Osseointegration in Clinic Dentistry）"国际学术会议上得到了认同。

20世纪60年代，Brånemark和Schroeder等分别创建了骨结合理论。从这个时期开始建立的牙种植理论和出现的技术被称为现代牙种植学（contemporary oral implantology）。牙种植年代史简表（1954年及以后）见表1-2。

表1-2 牙种植年代史简表(1954年以后)

年份	材料	形状	种植技术	报告人
1954	钽	带孔的盘状	Ⅱ期种植，一段式	Marziani（1955）
1960	丙烯酸树脂	支架	两段式，3个月后功能性负重	Maurel（l960）
1962	钽	钉状	呈三脚架状植入	Scialom（1962）
1964	聚甲基丙烯酸树脂	根形	即刻种植	Hodosch等（1962）

续　表

年份	材料	形状	种植技术	报告人
1966	纯钛	螺纹柱状	延期种植，延期负重，螺纹钻成形	Brånemark等（1977）
	钛，钴铬钼合金	大孔叶状	用涡轮钻或摆动锯进行骨预备	Linkow（1966）
1971	氧化铝陶瓷	螺旋状	延期种植，逐级骨预备	Sandhaus（1971）
	钽	钉状	成排钉入	Pruin（1971）
1974	钽	螺旋状	一段式，即刻负重，自攻性	Heinrich（Pruin，1974）
	钽	双叶状	槽形骨预备	Herskovits（1974）
1975	生物陶瓷	螺旋状	即刻种植，延期种植	Kawahara等（1975）
	不锈钢	骨内螺旋状和叶状	需要口外切口	Small（1975）
1976	氧化铝陶瓷	锥状，根形	延期负重，牙龈愈合	Schulte等（1976）
	钛浆涂层	柱状，具有内动部件	内冷，无负重愈合	Koch（1976）
	钛浆涂层	中空柱状，中空螺旋状	即刻负重	Schroeder等（1976）
1979	钛	螺旋状	即刻功能性负重	Ledermann（1979）
1982	钛	柱状	几种修复治疗方案	Niznick（1982）
1987	羟基磷灰石涂层	柱状	外科程序和钛浆涂层一致	Thomas等（1987）
1991	钛，酸蚀表面处理	螺旋状	非潜入式	Buser等（1991）
1999	钛，羟基磷灰石新涂层技术	螺旋状	潜入式	Burgess等（1999）
2000	钛，电化学氧化表面处理	螺旋状	潜入式	Hall等（2000）
	钛，离子表面处理	螺旋状	潜入式	Maeztu等（2000）
2001	钛，可吸收性喷砂介质表面处理	螺旋状	非潜入式	Sanz等（2001）

第二节 我国牙种植的发展

自古以来，人类就千方百计采用各种方法治疗牙缺失，但因时代知识和技术所限，皆未达到预期目的。牙种植学真正成为一门学科，在国外是在20世纪70年代后期，那时中国的牙种植领域还是一片空白。我国对牙种植的研究和应用较欧美国家起步晚，但普及和发展的速度很快。我国牙种植学是近40余年发展起来的一门新兴学科，最初是从口腔修复学中分支出来的，是口腔医学与生物学和工程学相结合的产物，也是生物医学工程学的研究范围。

一、我国牙种植的发展概况

（一）发展进程

1987年，中国首批考察组赴瑞典Brånemark种植研究中心学习，看到与国外牙种植技术的差距后，学者及临床专家仅仅用20年追赶并发展了中国的牙种植事业。口腔种植修复不仅改善了数以万计患者的生存质量，也深刻地影响了口腔医学的发展与未来。

四川大学华西口腔医院（原华西医科大学口腔医学院）陈安玉教授等在国内最先开展种植体的研发工作。陈玉安教授从20世纪80年代初开始从事口腔种植方面的探索，积极开展校内校际合作，将生物学、化学、生物力学等基础学科，应用于种植体材料研制、基础理论研究及种植技术等，取得了显著成绩，为我国开拓这一门新学科提供了有益的参考。此后许多院校相继进行了种植系统的研发、基础研究和临床应用研究，引入国外一些知名的种植系统，使种植技术在全国范围内大规模发展起来。临床应用的范围，从常见的牙列缺损和缺失的恢复到外伤、肿瘤术后导致骨缺损的牙列缺损和缺失的恢复与再造，种植技术从单纯的牙种植到引导骨再生和骨移植技术等都有开展。在全国高等医药教材建设研究会口腔教材评审委员会和教育部口腔医学专业教育指导委员会的主动建议、积极支持和大力推动下，卫生部教材办公室自2006年起，针对口腔医学研究生教材的学科定位、学制标准、培养目标、课程设置、学时安排、教材品种等事宜，广泛征求各高校研究生院（处）、口腔研究生导师、研究生的意见和建议，并向全国25个省市40多所具有招收口腔硕士、博士研究生资格的院校和具有招收七年制、八年制口腔医学长学制资格的院校发函调研，在全面调研和充分论证的基础上，第四军医大学（现空军军医大学）刘宝林教授带领多所高校规划并组织编写了《口腔种植学》作为全国高等学校口腔医学研究生规划教材，以培养高素质、高水平、高创新能力的口腔医学人才为目标，推动我国口腔医学研究生教育的规范、全面、创新性发展。

（二）标志着我国牙种植发展的一些重要时间节点

1982年，王大章教授参加多伦多"临床牙科学中的骨结合"国际学术会议，他是唯一参会的中国学者。同年，他在《国外医学口腔医学分册》上发表了第一篇中文口腔种植评述《骨结合与牙种植》。

1982年，陈志洪教授在《中华口腔医学杂志》上发表第一篇牙种植论著。

1982年，陈安玉教授领导，张兴栋院士参与，于全国最早开展国产牙种植体的基础与临床研究。

1989年，陈安玉教授举办了第一次全国口腔种植研讨会，邀请多位德国专家参会考察。

1991年，陈安玉教授主编出版了中国第一部口腔种植专著《口腔种植学》。

1993年，口腔种植首次在全国统编教材《口腔颌面外科学》（邱蔚六主编，3版）中独立成节，刘宝林教授编写"牙种植术"。

1995年，《中华口腔医学杂志》编辑部在珠海召开第一届口腔种植工作研讨会（张震康主持）。

1995年，中华医学会口腔科学会口腔种植专业协作组（组长：刘宝林）成立。

1996年，王模堂教授任《中国口腔种植学杂志》主编。

1999年，上海国际颅颌面种植研讨会召开（会议主席：张志勇）。

2000年，第一届北京国际种植学术会议召开（会议主席：王兴、林野）。

2001年，口腔种植内容首次在统编教材《口腔颌面外科学》（邱蔚六主编）、《口腔修复学》（徐君伍主编）、《牙周病学》（曹采方主编）中独立成章。

2002年，中华口腔医学会口腔种植专业委员会成立（主任委员：王兴）。

2004年，宿玉成教授主编的《现代口腔种植学》（人民卫生出版社）出版。

2005年，国际口腔种植学会（ITI）中国分会成立（主席：张志勇）。

2007年，全国建立了第一个专业口腔种植培训中心——北京口腔种植培训中心（主席：欧阳喈，副主席：宿玉成、张志勇、谭包生）。

2010年，国家卫生部发布《卫生部关于修订口腔科二级科目的通知》（卫医政发〔2010〕55号），在口腔科中增列口腔种植专科，完成了口腔种植在行政法规层面上的临床专科建制。

2011年，刘宝林教授主编出版国内第一部口腔种植学研究生教材《口腔种植学》（人民卫生出版社）。

2013年，《中国口腔种植临床精粹》（人民军医出版社）出版（主编：王兴、刘宝林，执行主编：宿玉成）。

2014年，宫苹教授、王佐林教授主编第一本口腔种植学本科生教材《口腔种植学》（人民卫生出版社）。

2019年，宿玉成教授、王佐林教授主编第一本专科医师规范化培训教材《口腔种植学》（人民卫生出版社）。

（三）民营牙种植的思考

民营牙种植也是推动我国牙种植发展不可缺少的部分。目前，我国民营口腔医院、门诊部、诊所开展牙种植的数量每年都在飞速增加。但是，从业人员应参加专业培训和继续教育，同时要严格把握种植体的正规来源。

二、思考与展望

我国是世界人口大国，我国口腔工作者面临的任务非常艰巨，要满足老百姓的需求，还有很长的路要走。随着牙种植事业蓬勃发展，我国在口腔治疗技术等方面与国外差距越来越小，但有些问题仍然值得我们思考。

（一）研发自主知识产权种植体系统

尽管国内已有关于种植体的大量研究，也有数个国产的种植体品牌，但目前仍没有建立具有自主知识产权的高质量种植体系统，仍在大量使用引进的国外种植体系统。目前，我们的口腔配套设施设备还很短缺，国内市场基本被国外垄断，国内医疗市场变成了国外各品牌角逐的战场。我们欢迎国际的一流品牌，同时也必须要有自主研发的种植体系统，以满足14亿人口的需求。因此，我国亟须产出具有自主知识产权的高质量国产种植体系统，以降低治疗成本，惠及广大患者。国际上很多优质产品都源于医生和产业界结合，希望我国口腔界的同仁也能这样发展，开发、生产出中国一流的、能和国际一流产品相媲美的牙种植产品。

（二）对种植治疗的专业定位

国内种植治疗已快速普及，但是专业定位尚较模糊。就种植外科而言，其复杂程度和涉及领域已超出了普通牙槽外科的范畴，包括器官再造、骨和软组织再生等诸多方面。此外，牙种植还涉及修复、技工工艺和种植体周围维护等。缺乏正确的专业定位，就难以规范种植治疗的管理模式，不利于预防种植治疗失败的风险和由此引发的危害。

（三）种植治疗的临床技术普及

无论在国内还是国外，牙种植的普及速度都非常快，其根本原因是多数病例通过种植治疗可以实现牙缺失的相对理想的功能和美学修复，并可以获得长期成功。在我国，牙种植快速普及的另外一个因素是改革开放之后，人们的经济收入、生活水平及健康意识和美学要求都在迅速提升，患者对种植治疗的需求也在推动着行业的进步。但是和我国国情一样，各地区发展不均衡，同一地区的医院间的种植治疗水平也存在差异。换言之，在国内有些医疗机构的种植治疗水平落后，甚至是严重落后于国外先进水平。因此，高水平和规范的种植培训对提高种植治疗质量、推动种植治疗的健康发展尤为重要。

（四）种植并发症

影响牙种植长期稳定效果的一系列并发症应该引起我们的高度重视，如种植后陆续出现的种植体断裂、基台断裂、种植体周围炎等。对于种植体周围炎，以往还没有看到它的危害，近年来出现了其相关的临床病例，很多种植体没有挽救的可能，只能选择重新种植，且风险较大、后期效果仍难以保证。广大医生必须重视牙种植并发症，我们处于牙种植大发展的时期，如果我们不重视这样的问题、没有对策，将来很可能在某种程度上危害到中国牙种植事业的发展。

（五）中国种植走向世界

目前，我国牙种植的一些研究成果，也多次获奖并得到了国外专家的认可。一批国内的著名牙种植专家，已经走向国际，进入国际高水平学术交流平台，到国外展示中国牙种植近年来取得的成绩，在与国际同行分享经验的同时，也让外国友人更加了解中国。

第三节 牙种植研究的新进展

一、种植体的设计

（一）种植体外形设计

研究表明，若种植体植入后早期发生松动、脱落，主要是因为缺乏足够的初期稳定性，上部结构修复后在行使功能过程中出现问题则多半归因于不合理的生物力学设计。在Degidi M的研究中，也提到良好的初期稳定性与该实验中采用的Xi Ve圆柱形种植体有关，该种植体采用自攻型螺纹设计，螺纹宽度从颈部至根尖递增，而螺距和种植体颈部至根部的周径保持不变，可以在种植体颈部的皮质骨接触区对皮质骨产生挤压作用，避免了在进行定位时先锋钻的过度操作，更利于取得初期稳定性。Huang HL采用有限元方法，设计六种形态的种植体，即圆柱形、螺纹形、台阶形、分段台阶形、长螺纹形、宽螺纹形。组装入上颌窦模型后，将骨-种植体界面分为四种：即刻种植，摩擦力F=0.3、0.45、1（N）；延迟种植，完全整合。力学加载后检测形态差异对应力分布的影响，他认为最关键的是种植体的螺纹设计，能将应力分散至螺纹顶角处，不同程度地降低种植体周围骨的应力。Lucie等运用三维有限元分析的方法对不同直径和长度的种植体植入上颌窦区牙槽骨内的应力分布情况进行对比研究，结果表明：如果垂直骨量足够，增加种植体伸入上颌窦腔内的长度会相对减少种植体颈部皮质骨的应力集中，但若垂直骨量不足，增加种植体伸入上颌窦腔内的长度对防止种植体颈部的应力集中没有帮助。

（二）种植体表面处理

1. 物理改性　物理改性指通过物理方法如等离子喷涂、喷砂、激光处理等，改变种植体表面形貌及粗糙度，提供更好的骨结合基础。

（1）等离子喷涂：采用由直流电驱动的等离子电弧作为热源，将陶瓷、合金、金属等材料加热到熔融或半熔融状态，再以高速喷向经过预处理的种植体表面而形成附着牢固的表面层的方法。目前临床上常使用的羟基磷灰石涂层，是在高温下用羟基磷灰石颗粒喷涂在种植体表面，快速冷却后，形成裂纹涂层。

（2）离子注入：基本原理是将离子束入射到种植体中，离子束与种植体中的原子或分子发生一系列物理和化学的相互作用，入射离子逐渐损失能量，最后停留在种植体中，使种植体表面成分、结构和性能发生变化。利用离子注入技术可将镁、锌、钙、银等注入种植体表面，优化表面性能。

（3）喷砂处理：采用压缩空气为动力，形成高速喷射束将喷料高速喷射到种植体表面，使其获得一定的清洁度和粗糙度。喷砂增加种植体表面积，可改善细胞的附着和增殖，提高骨结合能力。

（4）可吸收性研磨介质的处理：在种植体表面喷射磷酸钙陶瓷的处理方式。可吸收性研磨介质处理钛种植体可增强氯消毒后的吸收效果，显示出较高的抗菌活性。此种方式处理种植体表面获得一定表面粗糙度后可用弱酸清除残留在表面的磷酸钙颗粒，减少异物残留，是其优点。

（5）物理气相沉积：在真空条件下，将材料源固体或液体气化成气态原子、分子或部分电离成离子，并通过低压气体，使其在种植体表面沉积，形成功能性薄膜的技术。近年发展起来的规模性磁控溅射镀膜，沉积速率较高，工艺可重复性好，便于自动化，应用于种植体表面改性能增加骨–种植体接触率，有巨大的发展潜力。

（6）电火花加工：利用浸在工作液中的两极间脉冲放电产生的电蚀作用蚀除导电材料的特种加工方法。经处理的钛种植体表面产生微粗糙且具有生物活性的二氧化钛层，可增强骨–种植体界面的强度，降低周围骨对应力屏蔽的敏感性。

（7）热处理：将种植体放在一定的介质内加热、保温、冷却，通过改变表面或内部的组织结构，来控制其性能的一种综合工艺过程。随着温度的升高，种植体表面特性和生物相容性发生改变。将钛在大气压或过氧化物中进行加热处理，其表面可形成一层致密的氧化膜，使其生物相容性增加。

（8）激光处理：在大气、真空等环境中利用激光束快速加热种植体，实现局部急热或急冷，使组织结构变化或引入其他材料，改善表面性能。

（9）紫外线处理：短波紫外线照射可以提高钛种植体骨结合能力。Yamazaki M等将酸蚀刻螺旋状纯钛种植体分别于有和无紫外线照射48小时后植入兔股骨骨干，结果表明，紫外线处理在不使骨密度降低的同时能增加钛种植体冠状位的皮质骨体积。此外，紫外线处理种植体表面24小时后对人牙龈成纤维细胞黏附、增殖和胶原释放等方面的行为可产生积极影响。

（10）纳米级表面粗化处理：通过纳米技术可使种植体拥有更好的表面微形貌，促进骨结合，缩短愈合时间。微/亚微米级粗糙度及其纳米级特征促进了成骨细胞的分化和局部因子的产生，提示其有改善种植体在体内的骨结合的潜能。

2. 化学改性　化学改性是指通过种植体表面和表面改性剂之间的化学吸附作用或化学反应，改变种植体表面的结构和状态，是目前最常用的表面改性方法，包括阳极氧化、微弧氧化、等离子体电解氧化、电化学沉积、酸碱处理、溶胶–凝胶技术等。

（1）阳极氧化：在相应的电解液和特定的工艺条件下，在外加电流的作用下在金属阳极形成氧化膜的过程。阳极氧化的钛种植体表面多孔，能提高成骨细胞的成骨反应，增强成骨细胞的基因表达能力和矿化组织的纳米力学性能。

（2）微弧氧化：通过电解液与相应电参数的组合，在钛及其合金表面依靠弧光放电产生的瞬时高温高压作用，形成以金属氧化物为基体的陶瓷膜层。微弧氧化可形成纳米生物活性钛氧化物层，提高种植体的黏附性，使细胞附着力增强。

（3）等离子体电解氧化：通过高电压、大电流使置于电解液中的电极表面产生瞬间等离子体微弧放电，击穿钝化层并烧结形成陶瓷性氧化膜的技术。用等离子体电解氧化法制备的双相羟基磷灰石二氧化钛涂层既具有羟基磷灰石涂层的生物活性，又有表面二氧化钛形貌改善的优点，能有效地促进骨结合，是很有前景的方法。

（4）电化学沉积：Liang等通过电化学沉积技术将掺锶钙磷涂层沉积在种植体表面，锶的掺入使成骨细胞的增殖增强，是种植体周围骨形成增加的可能机制。Park等首先在钛表面进行阳极氧化形成二氧化钛纳米管，然后将碳纳米管在二氧化钛纳米管上进行电泳沉积，结果表明碳纳米管涂覆在二氧化钛纳米管上有助于提高其生物活性。

（5）酸碱处理：采用化学处理技术使种植体表面生成一层稳定化合物或者改变其表面形貌，形成微孔隙。酸蚀是种植体表面与酸性介质发生化学或电化学作用而发生形貌改变的现象，可明显影响骨-种植体接触，是一种可靠的表面改性方法。

（6）溶胶-凝胶技术：溶胶-凝胶技术就是用含高化学活性组分的化合物作前驱体，在液相下将这些原料均匀混合，并进行水解、缩合的化学反应，形成稳定的透明溶胶体系，经陈化后形成凝胶，凝胶经过干燥、烧结固化制备出分子乃至纳米亚结构的材料。有机聚合物可通过溶胶-凝胶技术赋予二氧化钛表面生物活性，如使用聚对苯二甲酸乙二醇酯进行表面改性，可使骨-种植体界面具有机械稳定性、生物相容性、优良的骨结合能力和骨传导能力。

3. 生物改性　生物改性是近年来种植体表面研究的热点，旨在使种植体的涂层具有生物活性功能，具有较高的机械稳定性，同时模拟天然骨的结构和组成特性，从而更好地促进骨生长。最常用的生物改性技术为自组装技术、生物分子吸附技术、生物活性材料涂层技术、仿生沉积技术等。

（1）自组装技术：基本结构单元自发形成有序结构的一种技术。自组装单层膜技术在钛表面利用几个不同的官能团可更好地固定生物化学剂，使其表面化学设计具有一定可控性。层层自组装是利用带电基板在带相反电荷的聚电解质溶液中交替沉积制备聚电解质自组装多层膜的方法。

（2）生物分子吸附技术：吸附指种植体表面吸住周围介质中的分子或离子的现象，物理吸附以分子间作用力为主，化学吸附以分子间的化学键为主。通过胶原蛋白共价固定聚多巴胺涂层也可能是一种提高种植体表面性能的方法。与物理吸附相比，化学吸附运用化学键的力，吸附能较大，稳定性较好。

（3）生物活性材料涂层技术：生物活性材料一般是指以医疗为目的，用于与活体组织接触并能实现其生物活性功能的材料。生物活性玻璃是一类能对机体组织进行修复、替代与再生，使组织和材料之间形成键合作用的材料，其降解产物能够促进生长因子的生成和细胞的增殖、增强成骨细胞的基因表达和骨组织的生长，将其涂覆于种植体能安全有效地实现骨结合，是牙种植体涂层材料的发展方向。

（4）仿生沉积技术：模仿生物体内磷灰石的矿化机制，在类似机体环境条件的水溶液中自然沉积于基体表面的磷灰石涂层。Santander等在仿生沉积改性的钛合金种植体上利用人骨髓间充质干细胞在体外诱导成骨，其黏附能力改善，增殖率提高；在混合酸处理后的钛表面进行羟基磷灰石仿生沉积，可诱导钛的生物活性。J Biomed等研究了模拟体液浸泡时间对阳极氧化的二氧化钛纳米管的成骨细胞活性的影响。

二、种植体−基台的连接方式

目前，多数种植体系统将种植体设计为两段式，即将植入骨内的种植体与基台分开设计，在修复完成时再将基台与种植体连接。行使咀嚼功能时，在基台上完成的牙冠会产生不同方向的应力及旋转，基台与种植体的连接方式要求连接稳固，能承受应力，并能抗旋转。

（一）内连接与外连接

种植体−基台连接方式主要有内连接和外连接两种。外连接指从种植体部位向外的凸起嵌入基台相对应的凹陷内，再通过紧固螺栓将两者固定。由于种植体一期愈合的要求，这种连接方式多数只能将种植体上的凸起设计得较低，所以会对紧固螺栓产生较大的应力；而由于设计空间所限，螺栓通常较为纤细，在完成修复并使用一定时间后，常会出现紧固螺栓松动甚至破坏的现象。另外，由于种植体位于牙龈下，医生无法直视种植体−基台连接部位，二者的连接是否已经到位，在临床操作时很难凭手感判断，经常需要反复拍摄X线片确认其就位情况。由于这些缺点，外连接方式目前已经不是临床使用的主要的连接方式。内连接是由基台向下的凸起嵌入种植体相对应的凹陷内。由于基台向下的凸起可有较大的设计空间，内连接方式较外连接方式的种植体上的凸起长，在紧固螺栓固定后，其长的凸起与种植体内腔侧壁间可产生有效的侧壁固位作用，牙冠在行使咀嚼功能时产生的应力主要作用于基台与种植体连接处，对紧固螺栓产生的应力较小，所以该连接方式较少发生连接处的松动或破坏。

（二）抗旋转设计

抗旋转设计的方式主要包括多角形或栓道嵌合式抗旋转、摩擦抗旋转和组合式抗旋转。多角形或栓道嵌合式抗旋转主要通过基台与种植体连接处相互间角形嵌合或栓−栓道的嵌合达到抗旋转作用。摩擦抗旋转是通过锥度连接方式，利用基台上突起的一定角度的锥体与种植体内相同角度锥形空间嵌合后产生抗旋转作用。根据锥度连接的原理，此类连接可出现"冷焊样效果"，产生较大的摩擦力，达到抗旋转作用。组合式抗旋转是以上两种方式的组合。锥度连接虽然能达到抗旋转作用，但它可以在320°的范围内就位，在印模转移及临床戴牙时较难确定基台的就位方向，所以在锥度连接的基础上再加上角度连接，形成组合式抗旋转，更有利于临床操作。

（三）种植体颈部骨吸收与连接方式

在完成修复并行使功能后，1年之内通常会出现种植体颈部周围的骨吸收，一般吸收到种植体的第1个螺纹处才稳定下来。牙槽嵴顶吸收后，由于丢失了约1.5 mm的种植体骨内高度，可造成种植体冠根比例增大，尤其在骨质较差的部位及选用较短的种植体时。这种吸收常与种植的早期失败相关。种植体颈部的骨吸收，以及种植体之间的骨缺失是牙龈乳头缺如的一个重要因素，与种植修复的美学效果密切相关。近年来，有研究提出种植体−基台连接处的微动及连接处内的细菌是造成种植体颈部骨吸收的主要因素。有学者在观察中发现，应用大直径种植体而修复时采用小直径基台时，种植体颈部骨吸收较少甚至不吸收。在此基础上，学者们提出了平台迁移骨保存技术（platform switching bone preservation technique）的理念。该理念的含义是：以小于种植体顶端平台直径的基台与种植体连接，使种植体–基台连接处边缘向中线迁移，从而减少种植体颈部的骨吸收。采用锥度连接的种植体系统，由于其连接方式达到"冷焊样效果"，也被认为具有防止细菌渗漏、保存种植体颈部周围骨质的作用。

三、植骨材料与生物屏障膜材料

常用的植骨材料与生物屏障膜材料包括骨组织替代材料、血液提取物、引导骨再生膜材料、骨组织工程材料等。

（一）骨组织替代材料

1. 自体骨材料　自体骨移植被认为是骨移植的"金标准"，容易获取，一般不会引起免疫排斥反应，临床上常用髂骨、颅骨、腓骨、肋骨，还可就近切取上颌骨、下颌骨，以髂骨最常用。但自体骨移植需在种植术区以外的供区进行单独的取骨手术，是一种创伤性的骨移植方法。自体游离移植骨吸收可能导致远期骨移植的失败。研究表明，血管化骨移植不发生坏死和吸收，移植骨内骨细胞和成骨细胞成活，能加速其与宿主骨结合。

2. 异体骨材料

（1）同种异体骨材料：是从同一种类不同基因型的其他个体获得的骨移植材料，通常有新鲜冰冻骨、冻干骨、脱矿冻干骨。与自体骨相比，异体骨骨形成缓慢，骨诱导能力低，吸收快，且容易传播疾病。新鲜冰冻骨移植后常引起宿主的免疫排斥反应，导致移植骨吸收，冻干骨可降低其抗原性。异体脱矿冻干骨中的诱导物质可诱导宿主间质细胞分化出成骨细胞，产生新的骨组织。骨诱导主要受骨形成蛋白（bone morphogenetic protein, BMP）的影响，脱矿冻干骨中胶原暴露，BMP密度增大，因此可以增强骨诱导能力。

（2）异种骨材料：异种骨移植指不同种属间的骨移植。异种骨作为骨移植材料有着巨大的潜在价值，但由于种属间抗原差异性，存在免疫排斥反应，其应用受到较大的限制。研究已经证实，异种骨经过一定处理，可大大削弱移植骨免疫排斥反应。但去除其抗原性的同时也破坏了其中的成骨活性物质，使其失去骨诱导能力。从牛骨中提取的纯无机骨基质是目前应用比较广泛的骨移植材料，可为骨组织的生长提供理想的框架结构，引导骨再生。

（3）人工合成骨材料：多为纯无机的材料，具有极佳的生物相容性，且有足够的抗压强度和硬度，因此在临床上被广泛应用。常见人工合成骨材料有生物活性陶瓷，包括磷灰石（AP）、羟基磷灰石（HA）、磷酸三钙（TCP）、α-磷酸三钙（α-TCP）、β-磷酸三钙（β-TCP）、可降解聚乳酸（PLA）、磷酸钙复合人工骨和纳米人工骨。其中磷酸三钙是目前临床研究和应用较多的人工合成骨材料。磷酸三钙具有良好的生物相容性，是一种生物可降解材料。

（二）血液提取物

血液提取物的研究大致经历了富血小板血浆（platelet-rich plasma, PRP）、富血小板纤维蛋白（platelet-rich fibrin, PRF）及浓缩生长因子（concentrated growth factors, CGF）三个阶段，PRP为第一代的血液提取物，是1984年由Assoion等提出来的，即利用自身的血液，通过梯度离心提取出来的富含高浓度血小板及生长因子的血浆。PRF为第二代的血液提取物，由法国Choukroun于2000年首次提出并制取，制备方法简单，在制备的过程中无需加入任何抗凝剂，因此不存在发生交叉感染的可能。CGF是新一代的血液提取物，其在种植体周围骨缺损修复中的应用广泛。

1. 富血小板血浆　富血小板血浆中包含大量自体生长因子，如血小板衍生生长因子（PDGF）、转化生长因子、胰岛素样生长因子（IGF）、表皮生长因子（EGF）和上皮细胞生长因子。

2. 浓缩生长因子　浓缩生长因子作用的发挥有赖于其中高浓度的各类生长因子及纤维蛋白网状支架。其中的各类生长因子包括转移生长因子-β（TGF-β）、血小板衍生生长因子、胰岛素样生长因子、血管内皮生长因子（VEGF）、表皮生长因子及成纤维细胞生长因子（FGF）等。

（1）转移生长因子-β：转移生长因子-β是由2条链组成的多肽，它以旁分泌和（或）自分泌的形式作用于成纤维细胞、骨髓干细胞和前成骨细胞，它作为趋化因子可将成骨细胞吸附到受损的组织处（种植床），促进成纤维细胞和前成骨细胞的有丝分裂，使骨细胞增多，并可刺激成骨细胞和前成骨细胞的增殖，抑制破骨细胞的形成和骨吸收。

（2）血小板衍生生长因子：首先在血小板中被发现，是一种耐酸、耐热、易被胰蛋白酶水解的阳离子多肽，主要存在形式为PDGF-AA、PDGF-AB、PDGF-BB，它是最早出现在骨缺损部位的生长因子之一。血小板衍生生长因子对所有间叶起源的细胞（包括成骨细胞）具有丝裂原作用，作为一种促进有丝分裂和生物趋化的因子，可在创伤骨组织中高效表达，使成骨细胞趋化、增殖，并且增加胶原蛋白合成的能力，从而促进骨形成。

（3）胰岛素样生长因子：可刺激前成骨细胞和成骨细胞，促进软骨和骨基质形成，还可通过介导作用调节成骨细胞和破骨细胞的分化形成及功能活性，在骨改建偶联中发挥重要作用。它还参与皮肤、骨骼和神经系统的发育和分化。

（4）血管内皮生长因子：通过自分泌或旁分泌与血管内皮细胞表面受体结合，诱导新生血管形成，促进内皮细胞增殖，为局部骨再生及代谢提供有利的微环境。在低氧状态下，血管内皮生长因子表达增多，促进成骨细胞的分化，提高碱性磷酸酶的表达，促进骨组织愈合。

（5）表皮生长因子：是一种强有力的细胞分裂促进因子，可刺激体内多种类型组织细胞的分裂和增殖，同时能促进纤维组织形成，促进骨基质合成和沉积，并继续转变为骨以替代骨组织形成。表皮生长因子能激活磷脂酶A，从而促进上皮细胞释放花生四烯酸，通过调节环氧化酶和脂氧化酶的活性，促进前列腺素的合成，而前列腺素具有诱导早期骨吸收和后期骨形成的双重作用。

（6）成纤维细胞生长因子：对骨再生和发育及骨折的恢复起重要作用。其主要任务是诱导骨再生，而骨再生是骨组织形成过程中最重要的阶段。

此外，浓缩生长因子具有的特殊网架结构通过纤维蛋白原的聚合作用实现，浓缩生长因子中的纤维蛋白原分子结构为三键式联结，获取的纤维蛋白块可组成三维聚合物网络，可有效滞纳血小板及各种循环分子，并且富有弹性，这种纤薄、柔软、富有弹性及可渗透的网状结构使得骨细胞、红细胞、白细胞、血小板及抗体易于增殖。

（三）引导骨再生膜材料

引导骨再生（guieded bone regeneration, GBR）技术是采用生物材料制成的膜，在牙龈组织与骨缺损之间制造一道屏障，阻止成纤维细胞和上皮细胞长入骨缺损区域，以达到缺损区的骨性愈合。引导骨再生膜可用于即刻种植术中的拔牙窝、牙槽嵴缺损、骨开裂型和洞穿型缺损。理想的引导骨再生膜应有良好的生物相容性、阻止成纤维细胞渗透、降解时间与骨再生过程相匹配、有一定的通透性和可操作性等，为提高骨再生效率，引导骨再生膜尚需有骨传导或骨诱导及空间维持能力，后者与骨愈合过程中的机械稳定性有关。

引导骨再生膜材料主要分为以下四类：

1. 人工合成聚合物　用于引导骨再生的第一种合成聚合物是聚四氟乙烯（e-PTFE）。在修复口腔牙槽骨骨缺损时，在骨缺损内填入骨替代物后，可用e-PTFE屏障膜覆盖骨缺损，加快骨再生。

2. 自然来源聚合物　胶原膜是众多引导骨再生膜中应用最广泛的自然来源的引导骨再生膜，它主要由胶原蛋白构成。胶原膜具有生物可吸收性、低免疫原性、可载药性等众多优点，这使它能够更好地促进伤口愈合并引导骨再生。但胶原膜的主要缺点是缺乏刚性，因此更适用于牙槽骨上的骨缺损，如骨开裂和骨开窗型缺损，不需要额外的固定就可以维持稳定性。

3. 金属材料　金属钛（Ti）广泛应用于牙科、颌面外科和整形外科。它具有良好的生物相容性，密度低、重量轻，且具有较高的机械强度和刚性，同时能够耐受高温并抗腐蚀。临床上常将钛网与骨替代物结合使用以有效促进缺失牙槽嵴的再生。

4. 无机化合物　硫酸钙（$CaSO_4$）是少数几种用于制造引导骨再生膜的无机化合物之一。它是一种具有生物相容性、骨传导性且可生物吸收的材料。硫酸钙引导骨再生膜通常用硫酸钙半水合物粉末的水合物来制作，这种水合物是一种可塑性较高的刚性材料。

（四）骨组织工程材料

骨组织工程是用最少量的组织细胞经体外培养扩增后修复大块骨组织缺损，同时可依据缺损情况任意塑形达到理想形态修复的修复技术，为最终实现无损伤修复创伤和真正意义上的功能重建开辟了新的途径。骨组织工程的核心是构建由细胞和生物材料构成的三维空间复合体，形成具有生命力的活体组织，对骨缺损进行形态、结构和功能的重建，并达到永久性替代，从根本上解决骨缺损问题。

1. 骨组织工程

（1）种子细胞。对于骨组织工程而言，理想的种子细胞应具有以下几个特点：取材容易，对机体的损伤小；在体外培养中有较强的传代繁殖力且成骨细胞表型不易丢失；植入机体后能适应受区生理、病理、应力等环境并保持成骨活性。

（2）生长因子。骨组织的形成和再生是受细胞控制的，而细胞的活性又是由生长因子来调节的。尽管细胞活性的根源仍不完全清楚，但已明确可知骨形成蛋白（BMP）在骨组织形成的全部过程中都发挥作用。但如果将BMP单独应用于修复区是没有诱导骨形成作用的，这可能由该水溶性物质在体内的过快扩散稀释所致。

2. 软组织工程

（1）组织工程牙周膜。牙周膜又称牙周韧带（periodontal ligament, PDL），为纤维连接组织，包含许多细胞家族，如成纤维细胞、成骨细胞、血管内皮细胞、神经细胞和间充质细胞。通常来说，这些细胞都来源于PDL，并可统称为牙周韧带细胞（periodontal ligamentcells, PDLCs）。PDLCs具有多向分化潜能，有较强的合成胶原的能力，以及维持牙槽骨和牙骨质之间PDL正常结构的能力。骨–种植体界面的愈合形式一直是口腔种植学的重点研究方向。

（2）组织工程化黏膜。通过组织工程方法用黏膜角质形成细胞培养的上皮组织已证明是修复黏膜缺损理想的移植材料。Ueda等用腓骨瓣修复因舌癌而部分切除的口底和下颌骨并同期行牙种植术，将黏膜角质形成细胞培养的组织工程化黏膜用于解决黏膜组织不足的问题。术后10天，口底和基台周形成了正常黏膜，种植体周并未出现黏膜感染症状。如果种植体周黏膜不足或不健康，可通过组织工程化黏膜的移植来进行治疗。

四、种植体周围骨感知

在20世纪90年代，Klingberg等提出了"骨感知"，认为这是一种在缺乏功能性牙周韧带机械感受器传入的情况下，用来确定口腔运动觉的能力，这种感觉传入来源于颞下颌关节、肌肉、皮下、黏膜和骨膜机械感受器，并提供与下颌功能和咬合相关的口腔运动感觉信息，也就是说患者可通过中枢和外周神经系统感觉到种植体的存在。

（一）牙周机械感受器

牙周机械感受器（periodontal mechanoreceptor）是牙齿具有感知功能的最基本也是最重要的组成，它是由大直径（1～15μm）、有髓鞘的纤维组成的鲁菲尼（Ruffini）小体。Ruffini小体属于慢速适应感受器（slowly adapting receptors, SAR），即在刺激的动态期和静态期均产生动作电位的机械感受器。牙周机械感受器的兴奋是指作用在牙齿上的机械力量使牙齿在牙槽内移动，引起牙周韧带张力变化，其刺激的强度和随后的机械感受器的反应不仅取决于机械感受器固有的特性，也取决于使牙齿在牙槽内移动激活感受器所施力的大小。

（二）再生神经支配的牙周机械感受器的反应变化

牙周机械感受器由于神经切断或损伤后再生，感受器的反应在损伤后最早6周就可重新出现。

但是，再生的机械感受器反应表现出敏感弧变小、最大反应频率降低等特点。这些反应特点随着时间的推移会逐渐好转，接近原来的情况，但不会恢复到正常值。所以即使再生，其功能都将永久改变。这个改变可能是感受器的变化引起的，也可能是再生神经纤维的变化引起的，目前机制尚未明确。

（三）组织生理学研究

牙齿拔出后不可避免地会造成牙周组织损伤，同时牙周韧带内的本体机械感受器也大量损失。口腔种植体功能性动度允许其有生理性的移位，有研究观察到，种植体周有牙骨质和牙周韧带形成。与种植体相接触的牙周组织类似天然牙周韧带，也由胶原纤维和血管构成，探究这些纤维是否具有感知功能，还需要远期实验观察。动物实验证实，在种植体周牙龈和牙槽黏膜有神经纤维的再生，这些神经纤维的特征与正常牙周结合上皮中神经的特点相似。但至今为止也未能确认这些神经纤维的功能。

（四）电生理学研究

对于骨感知的电生理学方面的研究主要从侵入性和非侵入性两个方向进行。最早的电生理实验是Bonte B等在猫的上颌骨切牙的区域植入种植体之后刺激眶下神经，但没有引发动作电位。Héraude等在上颌骨植入种植体后，发现在种植体周围骨中确实有神经末梢存在，并能够感知中度或强度的机械压力和温度的变化。

1. 本体感觉激发电位　本体感觉激发电位（somatosensory evoked potentials, SEPs）是指来自大脑皮层的神经元的电位变化波形，SEPs是由外周感觉神经纤维受到机械或电刺激产生的。刺激三叉神经而引起的SEPs又被称作三叉神经本体感觉激发电位（TSEPs）。置电极于牙本质或髓腔、牙周韧带、牙龈黏膜、下唇都可触发TSEPs。然而口腔的特殊环境及唾液的存在，以及大量肌肉活动增加了测量TSEPs的难度。准确的神经传入纤维解剖定位仍未被明确阐述。但在局部麻醉基台周围的软组织后TSEPs仍能出现，证明在种植体周的骨中存在感受器。研究神经受损或神经疾患是否影响刺激电位，目前所收集的证据还远远不够。

2. 大脑反射功能　接受种植体修复的患者咀嚼功能能否恢复完全，受戴用义齿时间、余留牙数目及义齿修复范围等多种因素对肌肉活动的影响。牙周韧带本体机械感受器对控制颌肌有重要作用，但其也不是唯一的传导通路。口腔下颌运动及咀嚼肌运动的调控存在精细复杂的机制，它同时还被牙髓、黏膜、肌肉、肌腱及关节感受器共同调控。Habre P等通过点状刺激对与骨感知相关的大脑皮层进行了磁共振检查，结果发现作用在种植体上的点状机械刺激可以激活大脑皮层的主要和次要躯体感受器区域，而且这种大脑皮层的重塑常在植入新鲜拔牙窝的骨内种植体病例中出现，因此可以推测，大脑皮层的激活可能是骨感知形成的潜在机制。

五、种植数字化技术

（一）计算机辅助设计/制造（CAD/CAM）技术

1. 三维数据的获取　20世纪80年代末开始，有文献报道尝试使用电子计算机断层扫描（CT）技术评估种植术区的三维骨量，制订种植治疗计划。但最早CT设备只在大型医院才能见到，其体积庞大、扫描速度较慢，且进行扫描很费时。1998年，锥形束CT（cone beam computer tomography, CBCT）被运用于牙科治疗机构，其优点在于能在较低的射线剂量下得到高质量的三维图像。

2. 计算机辅助软件的发展　1993年，登士伯种植公司（Dentsply Sirona）发布了第一个版本的种植体植入软件Simplant，这种软件可以在CT、曲面断层片上模拟真实大小的种植体植入。1999年，Simplant 6.0增加了3D图像表面重建功能。2005年，Nobel Biocare推出了Nobel Procera / Nobel Guide技术。这种技术能够完成一整套种植设计，既适用于即刻种植体，也适用于有锥度的Nobel Biocare种植体。2011年后，计算机软件Nobel Clinician，即Nobel Guide的升级版，还有其他厂家的软件，如Easy Guide、Straumann coDiagnostiX、VIP Software、Implant Master都在临床中得到广泛的应用。

3. CAD/CAM技术的优缺点及前景　CAD/CAM系统具有直观可视的优势，有利于医患双方在治疗前进行有效的沟通；自动化将代替很多过去手工操作的步骤，保证治疗的精确、安全和快捷。但该技术在制作种植导板方面仍存在以下一些不足：

（1）由于试验对象和导板制作方法不同等原因，对导板精度的评价有所差异。Sarment等报道，Simplant系统的偏离角度误差为4.5°±2.0°，种植体头部和尾部分别有（0.9±0.5）mm和（1.0±0.6）mm的偏离值。Brief等对导板精度进行了评价，其偏离角度误差为4.21°，种植体头部和尾部的偏离值分别为0.65 mm和0.68 mm。Assche等研究证实，Nobel Guide系统的角度偏离值为2.0°±0.8°，种植体头部和尾部的偏离值分别为（1.1±0.7）mm和（2.0±0.7）mm。因此在利用种植导板进行种植设计时要严格把握安全距离及适应证。

（2）骨支持导板延伸过大时可导致导板安装困难或定位不稳，需要大范围剥离牙龈，充分暴露骨面。黏膜支持导板由于CT数据的获取较困难，常常引起导板和黏膜不贴合，影响定位精度。在后牙区使用导板时，受开口度限制，钻头往往难以进入导板引导区。

（二）计算机导航技术

计算机导航技术（CAN）在牙种植术中的一般应用步骤为获取CT影像、制作定位模板、配准和手术操作。首先将带定位标记物的基托置于牙体，通过CT双重扫描法对患者颌骨及基托进行扫描，将3D立体数据经CAD/CAM技术处理后进行颌骨重建，计算机进行虚拟种植，制作石膏模型和临时修复体，通过临时修复体在石膏模型的就位情况与三维重建模型比对进行配准，生成手术导板，制备修复体，最后在CAN引导下确认修复体完全就位。CAN在制作种植导板方面仍存在一些不足，由于试验对象和导板制作方法的不同，对导板精度的评价有所差异。因此，应谨慎对待术前预测设计和精确的术中定位操作，以免术中发生严重并发症，给患者造成生理及心理上不可弥补的伤害。

六、软组织关闭术式

（一）唇(颊)侧梯形滑行黏骨膜瓣技术

在即刻牙种植术中，常规采用唇（颊）侧松弛切口，形成黏骨膜瓣，滑行后拉拢缝合，关闭软组织创口。黏骨膜瓣因自带血供，易成活，抗感染力强，故对前牙区单个牙位的少量软组织缺损，应首选来自前庭沟区的滑行黏骨膜瓣。对瓣的设计要求：瓣的长宽比不超过2.5∶1，需潜行分离后无张力缝合，瓣应厚薄适宜（0.75～1.25 mm）。

（二）带蒂腭瓣移植技术

带蒂移植的黏膜瓣取自缺损邻近的黏膜组织，其组成和外观与缺损组织应基本相同，故临床上常采用腭瓣。由于黏膜瓣有蒂部和周围组织相连，血运较好，成活率高，愈合后带部也无需断开。术中可根据具体情况，选择不同厚度的黏膜组织。

（三）游离组织移植技术

游离移植的软组织常来源于自体咀嚼黏膜，包括硬腭和牙龈黏膜。咀嚼黏膜能承受咀嚼压力和摩擦力，因此多选择上颌前磨牙区附近位于脂肪区和牙根区的硬腭黏膜。该处黏膜血供丰富，局部感染机会相对少，切取后组织再生能力强，不影响美观，恢复后无异常感觉，术后并发症少，因此是优先考虑的组织供区。切取时的远中切口应避开腭大孔附近的神经血管束，否则局部出血较多，操作不便。游离移植术可以采用包括黏膜上皮、固有层、黏膜下层、脂肪层和骨膜的复合组织移植，用于种植体植入后拔牙创口的封闭等。

（四）脱细胞异体真皮基质补片

脱细胞异体真皮基质补片（acellular dermal matrix, ADM），又称异体脱细胞组织补片。采用脱细胞技术，将同种异体组织经过生物学和生物化学的工艺方法处理，可完全脱除组织中的细胞成分，有效解决组织移植过程中的免疫排斥反应问题，同时完整地保留细胞外基质成分及其框架结构。ADM植入宿主体内后，宿主细胞在其三维支架上生长、增殖，同时分泌新的细胞外基质成分，形成自身组织，从而完成对缺损组织的修复和重建。

（五）原位自发龈扩增技术

Langer提出软组织原位扩增的概念，即将要拔除的患牙冠部去除至龈缘下，2～3周后待新生的角化牙龈覆盖残根断面，再翻瓣拔除残根，植入种植体。此法不需转瓣或游离龈移植，即可获得足够的牙龈组织，避免手术创伤及术后软组织退缩，有利于保持自然的软组织外形。

七、种植体周围炎

（一）种植体周围炎的相关危险因素

1. 白介素与种植体周围炎的关系　白介素-1（IL-1）可诱导牙周前体细胞分化为破骨细胞，介导牙槽骨吸收，在牙周组织破坏中起到重要作用。白介素-6（IL-6）也是种植体周围炎发生的一个危险因素。白介素-17（IL-17）是另一类在牙周和种植体周围炎症反应中起作用的细胞因子。

2. 吸烟与种植体周围炎的相关性　吸烟者较非吸烟者有更多的附着丧失和骨丧失，形成深牙周袋的程度也高于非吸烟者。吸烟有利于厌氧菌在种植体上定植，最终导致感染。但目前吸烟与种植体周围炎的相关性研究非常有限，也有学者提出异议。种植体周围炎与牙周炎之间存在着极高的相似性，其机制主要为牙周炎的致病菌侵犯种植体周围组织，导致周围组织炎症反应，进而引发种植体周围骨组织破坏和缺损。种植体在口腔中暴露30 min即有细菌定植。种植体周围健康部位的菌斑主要为革兰氏阳性需氧或兼性厌氧球菌及非能动菌，而种植体周围炎的主要致病菌与慢性牙周炎的龈下菌斑的菌群组成相似，以革兰氏阴性菌群为主，主要有牙龈卟啉单胞菌、福赛坦氏菌、齿垢密螺旋体、中间普雷沃氏菌、伴放线放线杆菌等。

3. 牙周炎与种植体周围炎的关系　Venza等对135例糖尿病及牙周疾病患者及65例仅患牙周疾病患者进行研究，测定TNF-α、IL-6及IL-8等指标后发现，上述指标在健康者和血糖控制良好患者中均无显著表达。血糖控制不佳的患者中，上述指标在慢性牙周炎患者和种植体周围炎患者之间无差异，而在2型糖尿病患者中，三者显著过表达。

（二）种植体周围炎的治疗

1. 洁治　洁治可分为手动洁治和超声洁治。手动洁治器一般采用钛、碳纤维、树脂等器械。手动洁治和超声洁治在治疗种植体周围炎方面无显著差异。有效治疗种植体周围炎除了运用洁治消除菌斑外，由于种植体和上部结构设计使口腔卫生维护对种植体周围炎改善甚微，因此还需要结合其他方法，才能实现有效治疗。

2. 局部用药　种植体周围炎局部用药包括含漱、冲洗和局部牙周上药。含漱虽较口服用药安全性高，但药物在炎症部位停留时间短，治疗效果十分有限。而局部牙周上药（指在局部区域放置药物）具有一定优势：有利于清除洁治中难以触及的种植体表面，高效杀菌，且不具有全身用药的副作用。常用的药物有氯己定、盐酸米诺环素、四环素类等。

3. 激光治疗　近年来研究证实，激光能有效清除种植体表面菌斑且不会升高种植体表面温度。常用的治疗种植体周围炎的激光有CO_2激光、Er:YAG激光及Nd:YAG激光等，以Er:YAG激光应用较多。

4. 手术治疗　手术治疗是目前国内外治疗种植体周围炎性骨丧失常用的方法。根据个体病情的复杂程度，手术亦有多种类型，其疗效也有差异。常用的手术包括翻瓣术、骨移植手术等。

◎ 参考文献

［1］ Hang RJ，Chen HL，Huang LG，et al. Accuracy of implant placement with a computer-aided fabricated surgical template with guided parallel pins：a pilot study ［J］. Journal Chinese Medical Association, 2018, 81 (11)：970-976.

［2］ Lanis A，Llorens P，Álvarez Del Canto O. Selecting the appropriate digital planning pathway for computer- guided implant surgery ［J］. International Journal Computerized Dentistry, 2017, 20 (1)：75-85.

［3］ Hwang G，Koltisko B，Jin X，et al. Nonleachable imidazolium-incorporated composite for disruption of bacterial clustering，exopolysaccharide-matrix assembly，and enhanced biofilm removal ［J］. ACS Applied Materials & Interfaces, 2017, 9 (44)：38270-38280.

［4］ Cao W，Zhang Y，Wang X，et al. Development of a novel resin-based dental material with dual biocidal modes and sustained release of Ag^+ ions based on photocurable core-shell Ag Br/cationic polymer nanocomposites ［J］. Journal of Material Science: Materials in Medicine, 2017, 28 (7)：103.

［5］ Cheng L，Zhang K，Zhou CC，et al. One-year water-ageing of calcium phosphate composite containing nano-silver and quaternary ammonium to inhibit biofilms ［J］. International Journal Oral Science, 2016, 8 (3)：172-181.

［6］ Cheng L，Zhang K，Zhang N，et al. Developing a new generation of antimicrobial and bioactive dental resins ［J］. Journal Dental Research, 2017, 96 (8)：855-863.

［7］ Yin C，Li B，Wang H，et al. Biological behaviors of RSC96 cells and dorsal root ganglion neurons on different titanium surface topographies[J]. Journal of Biomaterials and Tissue Engineering, 2016, 6 (12)：967-974.

［8］ Reo I，Takayuki M，Norio A，et al. Guided bone regeneration using a hydrophilic membrane made of unsintered hydroxyapatite and poly(L-lactic acid) in a rat bone-defect model[J]. Dental Materials Journal, 2018, 37 (6)：17.

［9］ Kadirgama K，Harun WSW，Tarlochan F，et al. Statistical and optimize of lattice structures with selective laser melting (SLM) of Ti6AL4V material[J]. International Journal of Advanced Manufacturing Technology, 2018 (97)：495-510.

［10］ 宿玉成. 现代口腔种植学[M].北京：人民卫生出版社，2004.

（王佐林）

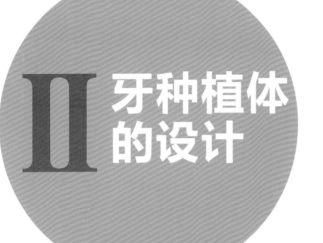

II 牙种植体的设计

I 牙种植的概述

III 牙种植体的精密机械结构

V 牙种植体的生物力学

IV 牙种植体表面改性

VI 牙种植修复的临床路径

VII 种植X线的诊断分析和设计

VIII 牙种植修复的评价体系

IX 牙种植体修复的微生物评价

依据国际标准化组织牙科材料委员会（ISO-TC106/SC8）的定义，牙种植体是用人工材料制成植入颌骨内/表面，并以此为基础完成义齿修复的装置。1982年，Brånemark教授提出口腔临床医学中的骨结合，受到国际学术界的广泛关注。Albrektsson教授进一步提出影响种植体骨结合的因素，从而奠定了现代口腔种植学的理论基础。在科学理论的指导下，随着现代科学技术的进步，口腔种植得以飞速发展。

牙种植体的设计包括牙种植体的材料研发、表面改性、外形/结构设计等。目前，牙种植体材料包括钛、钛锆、氧化锆等，各有其优缺点。表面改性包括羟基磷灰石喷涂、大颗粒喷砂酸蚀处理等方法，将在本书第四章进行详细介绍。本章集中介绍牙种植体外形/结构设计。

第一节　牙种植体设计的原理

牙种植体的设计直接关系到种植修复的临床效果。牙种植体的设计不断推陈出新，推动了口腔种植产业的蓬勃发展及临床技术的进步。早期的Brånemark种植体系统采用纯钛材质、螺纹根形及光滑表面设计。得益于日臻完善的牙种植体设计和表面处理技术，目前临床上种植牙的10年成功率已超过90%。

针对牙种植体外形的设计，主要基于以下几个方面的考虑：生物力学相容性、临床操作的难度及风险、初期稳定性、骨结合、软组织封闭、美学修复效果，以及边缘性骨吸收。

一、生物力学相容性

随着口腔种植技术的飞速发展和推广，研究者发现，种植牙的成功率随着随访时间的延长而下降，牙种植体可能出现种植体松动、折断等机械并发症；进一步深入研究发现，这些种植体的失败多可归因于生物力学性能方面的问题。

牙种植体植入颌骨内与骨组织形成骨结合后，在功能性负荷的作用下，种植体可能会发生不同程度的形变和位移，种植体周围骨组织则将经历骨重建的过程。除了最为基本的生物相容性，随着科学技术的发展，工业界和学界开始关注种植体的生物力学相容性，涵盖以下两个方面：①种植体具备足够的强度，功能性负载时不发生严重形变或断裂破坏；②种植体行使功能时，能够对种植体周围骨组织产生大小合适且分布均匀的应力，一方面防止应力过小而发生废用性骨萎缩，另一方面防止应力过大而造成创伤性骨吸收和骨折。

增加种植体的直径和长度均可增加种植体-骨界面的表面积，增强其抗侧向力的能力。种植体越长、直径越大，周围骨组织所受应力越小，并且直径的改变对于分散应力的效果更为显著。

螺纹为目前种植体主流的外形设计，不同螺纹设计直接影响着种植体的生物力学性能。种植体在功能性负载时，应力主要集中在种植体平台的皮质骨区，而种植体颈部的外形设计决定了应力分布情况。1999年Hansson首次提出，有微螺纹的粗糙种植体颈部设计能够减小种植体–骨界面的剪切应力，从而减少种植体边缘性骨吸收。

二、临床操作的难度及风险

圆钝形的种植体根端设计虽然能够在一定程度上减少植入时对周围软硬组织的损伤，但其自攻性较差，不利于植入手术操作。相比之下，根端设计为锥形且带有切割刃的种植体更有利于级差备洞后的植入操作，并且通过在植入过程中逐级挤压周围骨组织，即使在骨质条件较差的情况下仍可获得较好的初期稳定性。同时应注意，锥形且带有切割刃的种植体损伤上颌窦和下颌神经管等重要解剖结构的风险也相应提高。

三、初期稳定性

经典的口腔颌面外科理论认为，在拔牙后3个月方可行修复治疗，因为拔牙窝对应位置的剩余牙槽骨会发生骨改建，表现为牙槽骨外形的改变，拔牙3个月后趋于稳定。即刻种植是在拔牙后新鲜的牙槽窝内立即植入种植体，良好的初期稳定性是即刻种植成功的先决条件，而长于天然牙3～5 mm的种植体根方的外形设计则决定了其初期稳定性。作为一种机械稳定性，初期稳定性主要来自种植体与骨的机械锚定，一般认为，当植入扭矩大于等于35 N·cm时方可行即刻修复。

即刻种植根方的外形设计主要包括种植体外形轮廓、螺纹设计和自攻性等方面。相比柱形种植体，锥形种植体在即刻种植时可对其周围骨组织施加侧向压力，使得种植体与骨组织更为密合，更容易获得较高的植入扭矩，即更优的初期稳定性。螺距较小且较深的螺纹有利于增加种植体–骨界面接触面积，从而增强其初期稳定性。将种植体根尖1/3设计为带有切割刃有利于获得良好自攻性，允许以级差备洞的方式植入种植体，通过挤压种植体周较为疏松的骨质（Ⅳ类骨）获得良好的初期稳定性。综上，具备尖端切割刃和密集深螺纹的锥形种植体更易于获得良好的初期稳定性。

四、骨结合

种植体植入后，组织学上可以观察到种植体表面的破骨细胞活跃，最初与种植体表面接触的骨组织开始发生吸收，种植体的机械稳定性随之下降，成骨细胞随后被激活，在种植体表面合成新骨，形成种植体生物稳定性（骨结合）。

种植体直径每增加1mm，种植体–骨界面的接触面积相应增加约25%，单位面积所受应力也随之下降，从而有利于骨结合的形成。最早的Brånemark种植体，为机械切削光滑表面，形成骨结合的速率较慢，需要等待较长的愈合期才能获得良好的骨结合。通过种植体表面处理提高其粗糙度可增加种植体–骨界面接触面积从而加快骨结合过程。目前，中等粗糙的酸蚀喷砂（sand-blasting and acid-etching, SLA）处理表面的种植体被国际上的主流厂家所采用。

五、软组织封闭

现代口腔种植学以骨结合的临床应用为开端，基础和临床研究多集中在如何通过合理的外形设计和表面处理获得良好的骨结合。经过科学家和口腔临床医生在过去几十年的共同努力，良好的骨结合已不再是学界和工业界的难题。因两段式牙种植体的种植体与基台连接处必然存在微间隙，在外力作用下会发生微动，微生物易在此处聚集滋生，最终导致种植体周围黏膜炎甚至种植体周围炎，近年来越来越多的学者和种植体厂商开始关注软组织封闭的重要性。

种植体周围的软组织结构与天然牙存在诸多不同之处，种植体植入后，在牙龈愈合的过程中，牙龈成纤维细胞爬行到种植体穿龈部分表面，形成新的生物学宽度，上皮细胞通过类似于天然牙结合上皮的基板和半桥粒结构与种植体穿龈部分相连，共同构成了种植体的软组织封闭。

良好的软组织封闭，能够形成生理性屏障，阻止口腔病原微生物入侵，从而保护下方的骨结合，预防软组织退缩，提高种植体远期成功率。

微米级粗糙度的种植体颈部不但不会促进口腔内病原微生物的黏附和聚集，反而有利于软组织封闭的形成。与传统光滑颈部设计相比，10μm深、60μm宽的种植体穿龈部分的微沟槽设计有利于人牙龈成纤维细胞的黏附及增殖，能够阻止上皮细胞向根方迁移。激光蚀刻形成的具有三维结构的微沟槽能够为细胞提供充足的生长空间，有利于软组织的愈合。

但是穿龈部位究竟是采取光滑处理还是适当粗糙，目前尚存争议。大多数学者认为，上皮细胞发生黏附的理想表面是光滑纯钛。但近期有动物实验结果表明，上皮在粗糙处理的表面向种植体根方迁移较少，更有助于软组织封闭的形成和稳定。

六、美学修复效果

除了正确的三维植入位置，种植体的外形设计也会影响上颌前牙区种植修复的美学效果。在骨量不足的上颌前牙缺牙区植入颈部膨大设计的种植体，难以保证种植体唇侧骨板厚度和近远中与邻牙的距离，从而导致骨吸收，造成唇侧软组织退缩等美学并发症。所以在前牙美学区，无论是即刻种植还是延期种植，都应避免使用颈部膨大设计的种植体，而应选用直径较小的种植体，以获得良好的美学修复效果。

临床上目前常用的种植体系统有颈部反锥形设计的Nobel Active种植体，颈部斜肩式设计的Bicon种植体，其种植体平台处直径小于体部直径，在连接修复基台后，在平台处可形成平台转换的效应，增加了种植体颈部骨组织的附着，同时能够减少应力，可获得优良的美学修复效果。

七、边缘性骨吸收

种植体的外形设计与种植体颈部的边缘性骨吸收存在着必然的联系，而边缘性骨吸收又直接影响了种植体周围的软硬组织健康和美学修复效果乃至种植体的远期成功率。

种植体平台位于牙槽嵴顶以下的骨水平种植体相比种植体颈部位于牙龈软组织之内的软组织水平种植体，骨水平种植体的边缘性骨吸收显著小于软组织水平种植体。

Lazzara在2006年提出平台转移（platform switching）的理念，该设计不仅能够有效减少种植体顶端可能发生的碟形骨吸收，还能够在种植体-基台连接处形成稳定的软组织封闭。Canullo L长达10年的双盲随机对照临床试验结果表明，平台转移组的边缘骨吸收显著少于非平台转移组，而龈乳头和龈缘高度均显著高于非平台转移组，且基台与种植体平台直径差别越大，减少骨吸收的效果越明显。但其原理目前尚未完全阐明，有学者提出可能是种植体生物学宽度的转移，即种植体-基台界面在水平方向上向种植体中心转移，更为紧密的软组织封闭阻挡了病原微生物的入侵和聚集，减少炎症细胞趋化聚集，从而减少骨吸收的发生。也有学者从应力分布的角度，提出平台转移通过减小应力在种植体颈部骨组织的集中从而减少骨吸收的发生，但同时又存在中央螺丝和基台折断的风险。

平台转移的设计有利于保存种植体颈部骨组织，防止边缘性骨吸收和美学并发症的发生，尤其适用于前牙美学区。目前，几乎所有种植体厂商都在研发和生产具有平台转移设计的骨水平种植系统，原本为非平台转移设计的三通道连接的Nobel Replace Groovy也更改为锥形内连接的平台转移设计，更名为Nobel Replace CC（conical connection）。

除了平台转移的结构设计，颈部微螺纹设计相比传统光滑颈部，能够将剪切应力转变为压应力，这种压应力对于种植体颈部骨组织是一种有利的机械刺激，更有利于减少边缘性骨吸收的发生，从而维持种植体颈部骨量的稳定。

第二节　牙种植体外形设计的演变

　　1947年，Fromiggini将钽丝制成锥形种植体植入颌骨内以支撑上部修复体取得初步成功，此后世界各地临床医生和科研工作者开始尝试不同材料及不同外形设计的种植体，但成功率均较低。直到1965年，Brånemark教授将螺纹圆柱状纯钛种植体应用于临床并成功形成骨结合，口腔种植才逐步得到医学界的认可。

　　在长期的基础和临床研究过程中，种植体的外形设计经历了曲折的发展过程并日臻完善，较早的如根管内种植体和随后的叶状种植体曾一度在临床上应用。在叶状种植体基础上，又开发出下颌支支架种植体。亦有在下颌骨骨折内固定板基础上设计的穿下颌种植体，但由于手术创伤大，逐渐被淘汰。目前总的设计理念已逐渐明确并日趋统一。临床主流的种植体设计为带螺纹的柱状/锥状粗糙表面种植体，根据不同生产商的设计，其外形和螺纹设计各有特点。本节将按照上述分类，介绍各类种植体设计的特点。

一、根管内种植体

　　根管内种植体（endodontic implant）又称牙内骨内种植体或根管内固定器（endodontic stabilizer），由Orly HG（1965）首先提出，通常为直径0.8～1.5mm、长度20～30mm的针型种植体，表面可为光滑或螺纹结构，常由钴铬合金、钛、钛合金、钒等材料制成（图2-1）。严格来讲，根管内种植体是一种植入式的松牙固定装置，而非真正意义上的种植体。此类种植体在牙周炎松动牙的固定、外伤性松动牙的固定、残冠、根折患牙根尖切除术后的固定及短根牙调整冠根比例等情况下使用，可以起到稳定基牙

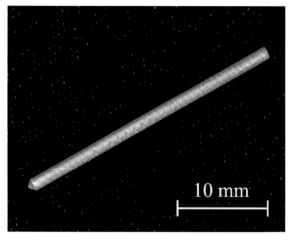

图2-1　根管内种植体

牙根、调整冠根比、支持临床牙冠的作用。使用时不拔除种植位点牙根，先行根管治疗，偶行根尖切除、牙再植等特殊治疗后，再行根管内种植体的植入。根管内种植体需超出基牙牙根根尖孔10mm，以提供骨内固定的稳定性。

　　根管内种植体突出的优点是种植体不直接通过口腔黏膜上皮，不与牙龈组织结合，避免了很多诸如污染、种植体与牙龈组织生物学封闭等问题。但由于其工作长度长，对基骨高度要求较高，适应证较为局限。

二、叶状种植体

叶状种植体（blade implant）是由Robert HD（1967）首先提出的，因种植体骨内部分形似叶片而得名，之后Linkow LI（1976）等进行了改进（图2-2）。早期采用铬-镍-钒（Cr-Ni-V）合金，之后多采用钛或钛合金为主要材料，也有使用氧化铝、陶瓷或玻璃碳等材料。叶状种植体可通过延长其骨内横向的长度来弥补牙槽骨高度和宽度的不足，主要适用于尖窄的牙槽嵴（特别是上、下颌后牙区），这是圆柱状种植体所不能的。叶状种植体可根据手术方式不同，分为一段式和两段式（包括潜入式和非潜入式）。一段式种植体因颈部封闭不良而常受口腔污染，故失败率较高。叶状种植体可以随意弯曲以适应牙槽嵴的弧度，

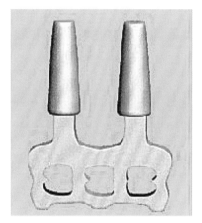

图2-2　叶状种植体

调整叶片角度以避免损伤下颌神经血管，种植体的颈部亦可弯曲调整和基牙平行。但是叶状种植体在颈部区域易发生应力集中，出现折断，且穿龈区生物封闭差，目前临床已不再使用。

三、穿下颌种植体

穿下颌骨种植体（transmandibular implant）是经下颌骨下缘贯通整个下颌骨体而垂直穿入口腔的一种骨内种植体，由Small IA于1973年提出，荷兰学者Bosker于1986年首先报道。该种植体结构较特殊，由贯穿下颌骨的种植固位针和由短螺钉固定于下颌骨下缘的水平底板两部分组成（图2-3）。该种植体比较适合于牙槽嵴严重吸收的全口无牙颌患者。在临床上，由于创伤较大，患者常难以接受这种种植手术，同时种植体的设计、种植器械及种植远期效果都存在一些问题，目前临床已不再使用。

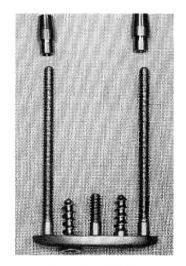

图2-3　穿下颌种植体

四、下颌支支架种植体

下颌支支架种植体（mandibular ramus frame implant）是在叶状种植体的基础上开发出来的，在下颌支与下颌体联合处植入的种植体，由Vassous DM于1978年首先提出。它的特点是不仅植入下颌体骨内，也植入双侧下颌支骨内，从而为义齿提供更稳固的支持（图2-4）。下颌支支架种植体主要适用于牙槽嵴严重萎缩的下颌，特别是神经血管已经接近牙槽嵴顶或者黏膜的患者。

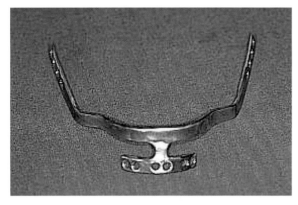 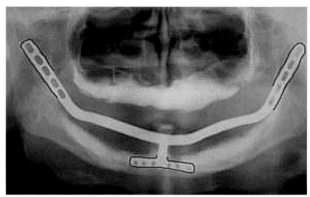

图2-4　下颌支支架种植体

五、圆柱状种植体

　　圆柱状种植体（cylinder implant）一般较螺纹种植体直径大，表面无螺纹，多采用涂层技术以增强种植体和骨的结合强度（图2-5）。早期的IMZ种植系统即为圆柱状无螺纹纯钛种植体，通过等离子钛喷涂的表面处理技术增大种植体表面粗糙度。

　　从机械力学的角度考虑，植入圆柱状种植体时，可以将备洞使用的扩孔钻设计为与最终植入种植体一致的形态，从而保障了种植体的初期稳定性；从几何学的角度考虑，相同体积的情况下，圆柱状的设计可以获得最大的表面积，从而有利于骨结合的形成。

　　临床曾使用圆柱状中空种植体，其植入骨内部分呈中空管状，而种植体的颈部和基台部分则为实心圆柱状，但在随后的研究中发现这类种植体的应力因集中于颈部而易发生颈部的折断，目前临床不再使用。

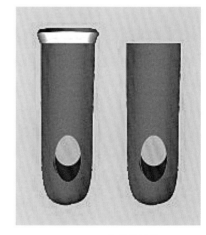

图2-5　圆柱状种植体

第三节　螺纹种植体的设计

螺纹种植体（screw-typed implant），即螺旋种植体（spiral implant），最早由意大利学者Formaggini在1948年提出，在形态上多为在实心的圆柱状或圆锥状种植体的基础上车制阳螺纹，是目前临床广泛应用的骨内种植体。

表面无螺纹的种植体受力后应力分布在种植体表面，除了根部和颈部存在应力集中，其他部位应力分布较为均匀，但受力后应力到达种植体-骨界面转为剪切应力，从而导致种植体骨结合率的下降。螺纹种植体的表面螺纹不仅能够显著增加种植体的表面积，还能够将种植体所受的拉力或压力转为对种植体-骨界面的压力，有效提高了种植体骨结合强度，从而获得较高的远期存留率和成功率。此外，在种植体植入时，螺纹的设计还使得种植体获得了切削和自攻的功能。

螺纹的设计如螺纹形态、深度、螺距、顶角角度、高度和宽度及螺纹的位置均能影响种植体的生物力学性能，进而影响种植体初期稳定性及种植体-骨界面应力分布情况，并最终影响种植体的远期存率和成功率。目前常用的螺纹种植体如图2-6所示。

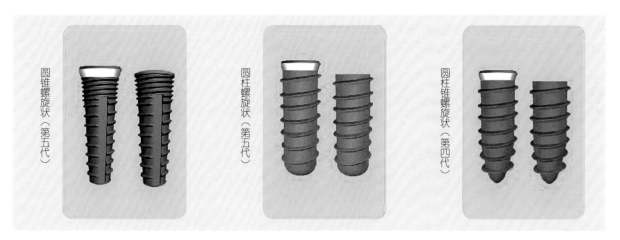

图2-6　常用螺纹种植体

一、螺纹形态

螺纹种植体根据其表面螺纹形态，可分为"V"形、矩形和锯齿形，其中"V"形是目前的主流设计。

设计矩形螺纹的初衷是通过增加种植体-骨界面接触面积增强种植体初期稳定性。此外，矩形的设计还可以在减小剪切应力的同时加大垂直压应力。"V"形设计的骨切削功能有利于种植体的植入，但是其在种植体-骨界面处所产生的应力约为近似反支撑形的矩形螺纹的10倍。相比"V"形和锯齿形设计，矩形设计还能减少应力集中，使种植体-骨界面的应力分布更为合理，从而有效提高种植体的远期存留率和成功率。

研究表明，螺纹的表面形态对于已经形成骨结合的种植体影响较小，其应力主要集中在第一螺纹的根部；相比之下，不同的螺纹表面形态对即刻负重的种植体的影响较大，矩形螺纹的接触面积最大，最大应力值最小。螺纹呈直角并在尾部略带圆弧形时，应力分布最为均匀。

二、螺纹深度

理论上，增加螺纹深度可以增加种植体-骨接界面触面积，有利于骨结合的形成；但是随着螺纹深度的加大，植入时的扭矩和植入手术的技术敏感性亦随之增加，易造成压力性骨坏死，螺纹深度过大时反而会造成更为严重的种植体边缘性骨吸收。标准螺纹的深度一般为0.34～0.50 mm，微螺纹的深度一般小于0.3 mm。

三、螺纹螺距

相同形态的螺纹种植体，螺距增加时螺纹变得稀疏，旋转角度变陡。理论上，通过减小螺距可以增加螺纹密度，从而增大种植体的受力面积，有利于增强种植体的稳定性。但是，螺距过小对种植体-骨界面的破坏较大，易因应力过大而导致骨吸收，特别在即刻负重的情况下；此外，螺距过小时螺纹过密，攻丝和种植体植入的难度均相应提高，所以设计螺纹螺距时应当综合各因素进行考虑。

种植体表面螺纹的螺距对垂直向位移的影响较大，而对水平向位移影响不大，所以，螺距在种植体对抗垂直向受力时更为重要。研究表明，随着螺距的增加，种植体对抗垂直向载荷的能力变弱。较小的螺距增大了螺纹的密度，从而增大了种植体受力的面积，其螺纹的旋转角度较缓，有利于增强种植体的初期稳定性。

目前大多数研究认为，圆柱状螺纹种植体的螺距不小于0.8 mm较为理想，同时应避免过大的螺距。螺距0.8 mm时种植体周围骨组织所受Von-Mises应力、拉应力、压应力峰值最小，应力分布最为均匀，种植体微动最小。螺纹螺距对应力分布的影响还受到螺纹设计的其他各项参数的影响，不能忽略螺纹的形态、顶角角度、高度和宽度而简单定义最佳螺距的数值。

具有较宽螺距（1.2 mm）设计的Nobel Active种植体，整体外形设计为根形，双线螺纹设计锥形逐级扩张并包含沟槽。这种独特的螺纹设计，让种植体每转动一周可前进2.4 mm，在植入过程中水平向和垂直向逐级挤压受植区骨组织，从而可以获得较高的初期稳定性（最高可达70 N·cm），同时顶端的切割刃可在植入种植体时调整其植入角度。

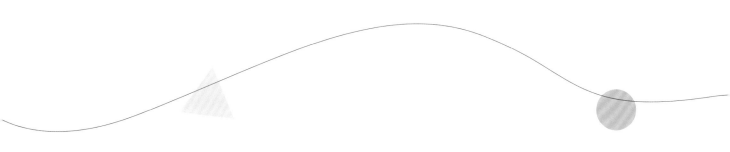

四、螺纹顶角角度

种植体表面螺纹顶角角度能够影响种植体在骨内的应力分布，当其他参数一致时，随着螺纹顶角角度的增大，种植体颈部皮质骨所受最大应力变小，但对松质骨内的应力分布影响不大。实践证明，60°的螺纹顶角其种植体–骨界面应力衰减量最小，所产生的应力分布最为合理。此外，螺纹底部应避免曲率半径过大，而顶部要避免曲率半径过小。

五、螺纹高度和宽度

通过对内含圆柱状螺纹种植体的颌骨三维有限元模型进行分析，出于生物力学方面的考虑，螺纹的高度设置为0.34~0.50 mm、宽度设置为0.18~0.30 mm较为理想。高度对颌骨的应力峰值的影响远大于宽度对其的影响，所以螺纹设计中相较螺纹宽度，应当更重视螺纹高度的确定。最佳的矩形螺纹种植体设计，螺纹的高度和宽度分别为螺距的0.46和0.50倍，可有效避免应力集中，适当地增大螺距可有效分散应力。

（一）螺纹位置

目前已上市的种植体多为全螺纹设计，螺纹位置分布以全螺纹为佳，从种植体中1/3开始行截齿处理，螺纹高度逐渐降低，并向末端移行，可有效减少种植体末端的应力集中。

（二）组合螺纹

为了减少菌斑堆积，传统种植体多设计为光滑颈部，该设计不利于初期稳定性的获得和骨结合的形成，并且远期容易发生牙槽骨边缘性骨吸收。这可能是由于光滑无螺纹颈部的设计造成种植体顶端皮质骨应力过小而发生废用性萎缩。

目前市场上的种植体系统多将颈部设计为微螺纹，如Astra Tech、Nobel、Osstem等。Osstem GS系统设计为颈部三螺纹和下部双螺纹，以增大种植体与颈部皮质骨的接触面积，同时通过机械制锁作用增强种植体初期稳定性，还能产生合适的应力（增大压应力、减小剪切应力），刺激新骨形成，从而减少种植体颈部骨组织的吸收。螺纹组合设计的影响因素较多，目前相关研究较少，优化螺纹的组合设计及连接处的处理尚需进一步研究。

第四节　牙种植体设计的发展趋势

经过了半个多世纪的发展，目前种植体系统的种植体材料仍以钛和钛合金为主。基于前牙美学区种植材料的需求，陆续有学者研究及生产厂家推出陶瓷类种植体。陶瓷材料因其较好的光透性和耐腐蚀性能，使其在美学修复中具有金属材料无法比拟的优势。1980年，氧化铝陶瓷种植体"TUbinger"问世，但随后为解决其容易断裂的问题，人们开始研究氧化锆陶瓷种植体。与其他陶瓷材料相比，氧化锆陶瓷具有较高的断裂韧性和弯曲强度。然而，氧化锆陶瓷过硬，加工难度大。2015年，士卓曼公司推出的钛锆种植体，弥补了传统纯钛种植体机械强度方面的不足，且抗腐蚀性和生物相容性佳，目前已取得了良好的临床效果。

聚醚醚酮（polyetheretherketone，PEEK）及其复合材料因具有优良的机械性能和生物相容性，弹性模量与人体皮质骨较为接近，颜色接近天然色，目前主要用于种植体基台的制作。作为种植体材料，PEEK本身表面能较低，表面的疏水特性不利于细胞的黏附，并且与组织之间的骨结合性能较差。但是，随着表面改性及加工制造工艺的不断进步，PEEK因优异的化学稳定性和耐腐蚀性能也具有一定的临床应用潜力。

在种植体轮廓外形设计上，早期的叶状、中空管状等不符合生物力学要求的种植体已退出市场，柱形及锥形种植体日益成为主导的设计外形。在相同负荷条件下，柱形种植体比锥形种植体周围骨组织的应力小。从临床操作角度而言，带锥度的种植体更有利于植入。随着即刻种植技术的发展，锥形种植体的应用越来越广泛。已有体外实验表明，锥形种植体在植入时可对周围骨组织产生侧向压力，种植体螺纹与骨组织更加紧贴，植入扭矩较高，有利于增加初期稳定性。并且锥形种植体的根方缩窄，更适合应用于骨量局限的即刻种植手术中。对于后牙的即刻种植，在拔牙后，种植体与拔牙窝形态不一致，种植体与骨组织间常存在间隙，很难获得良好的初期稳定性。随着数字化技术和3D打印技术的发展，利用逆向工程和3D打印技术设计和制造出仿患者自然牙的个性化拟自然牙种植体已经成为可能。

种植体的表面螺纹结构可提高种植体初期稳定性、增大种植体表面积、改善骨界面的应力分布，通过改变种植体的螺纹设计可以改变种植体的力学传递，影响骨界面的应力分布，因此表面螺纹设计在种植体生物力学优化设计中占有非常重要的地位。目前的研究表明，螺距较小且密集的螺纹有利于增加种植体–骨界面接触面积，应力分布较合理。但螺纹也不是越密越好，如果螺纹太密集，会增加种植体的植入难度，发生骨灼伤的可能性增大，局部应力过大可能导致微骨折甚至骨吸收。螺纹较深的种植体，植入扭矩较大，可以获得较好的种植体–骨界面接触面积和初期稳定性。相反，螺纹深度越浅，植入越容易，而且往往不需要攻丝。因此，未来在种植体螺纹设计上可根据临床上患者的骨质情况，对同一种植系统设计不同螺纹深度及螺距的种植体，以适应不同的临床需求。

种植体的根部和颈部也是种植体设计的关键。种植体根端轮廓设计主要分为柱形和锥形两种。柱形在一定程度上能减少对周围组织的伤害，但自攻性较差。带有切割刃的锥形种植体具有良好的自攻性，可允许级差备洞的方式植入种植体，在植入过程中可以逐步挤压周围骨质，在骨质条件较差情况下依然获得良好的初期稳定性，但同时也增加了侵犯下颌管和上颌窦的风险。对于种植体的颈部设计，膨大的颈部设计使得种植体难以植入牙槽嵴顶下较深的位置，种植体上方软组织空间不足，容易导致骨组织吸收，产生美学并发症。

近年来，国内外可见大量在美学区应用平台转移设计种植体的临床研究报道。平台转移设计的种植体可有效保存种植体颈部骨组织，有利于种植体的长期美学效果。早期种植体颈部设计多采用光滑表面，主要是基于菌斑易于附着在粗糙表面的假说。目前常使用的微螺纹设计，与传统光滑颈部设计相比较，更有利于种植体颈部骨量的长期维持。这种螺纹设计能够将种植体所承受的垂直应压力转化为对种植体-骨界面的非垂直压应力，从而减少对种植体-骨界面的剪切应力。许多种植体颈部采用平台转移、微螺纹设计等，也取得了较好的临床效果。未来，为预防颈部骨吸收及种植体周围炎的发生，种植体颈部将更加注重纳米表面、载药表面、微沟槽结构、生物分子涂层修饰、抗菌性能涂层等的设计。

近20年以来，种植体的外形设计经历巨大的变革，但具有同样的趋势，总体而言：

（1）由于骨量的限制，短种植体和具有更高强度的窄种植体更多地用于临床。

（2）具有自攻性深螺纹的锥形种植体设计有利于即刻种植获得良好的初期稳定性。

（3）未来在种植体螺纹设计上，对同一种植系统可设计不同螺纹深度及螺距的种植体，以适应临床上患者个体的骨质状况。

（4）种植体的颈部设计影响美学效果，具有平台转移设计的种植体将受到更多的亲睐。未来，种植体颈部将更加注重表面微纳米结构设计及生物修饰来预防颈部骨吸收及种植体周围炎的发生。

为进一步加大国产种植体的研发，由四川大学华西口腔医学院周学东教授主持的国家重点研发计划项目"新型牙种植体研发及其工程化技术研究"于2016年正式立项。项目针对口腔种植体穿龈部分应力集中及细菌作用导致的种植体周围黏膜炎和种植体周围炎，骨内植入段应力分布不均及生物活性欠佳等关键核心因素导致的口腔种植体体内长期稳定性问题，建立口腔种植口腔微生物临床评价体系，实现精准种植修复，研发与国际一流品牌技术指标和操作舒适性相当的新型牙种植体及配套器械。同年，由北京协和医院宿玉成教授主持的国家重点研发计划项目"低模量高强度亲水牙种植体系统研发"也正式立项。该项目提出了"种植体-骨界面生物弹性匹配"的设计理念，以提高牙种植体的骨整合能力，缓解应力集中导致的骨吸收和牙龈退缩风险，并改善种植体的生物封闭效应。

◎ 参考文献

［1］ 陈安玉. 口腔种植学[M]. 成都：四川科学技术出版社，1991.

［2］ 宫苹，梁星. 陈安玉口腔种植学[M]. 北京:科技文献出版社，2011.

［3］ 刘宝林. 口腔种植学[M]. 北京:人民卫生出版社，2011.

［4］ 宿玉成. 现代口腔种植学[M]. 北京:人民卫生出版社，2004.

［5］ 王大章. 与骨结合的种植牙[J]. 国外医学.口腔医学分册，1982(6): 361-362.

［6］ 王兴. 我国口腔种植学发展的十年[J]. 中华口腔医学杂志，2006, 41(3):129-130.

［7］ 林野. 当代牙种植体设计进步与临床意义[J]. 华西口腔医学杂志，2017, 35(1):18-28.

［8］ Misch CE. Contemporary implant dentistry [M]. 3rd ed. St Louis, MO: Mosby, 2008.

［9］ Laney WR. Glossary of oral and maxillofacial implant [M]. Berlin: Quintessence Publishing Co Ltd, 2007.

［10］ Geurs NC, Jeffcoat RL, Mcglumply EA, et al. Influence of implant geometry and surface characteristics on progressive osseointegration [J]. the International Journal of Oral & Maxillofacial Implants, 2002, 17(6) : 811-815.

［11］ Binon PP. Implants and components: entering the new millennium [J]. the International Journal of Oral & Maxillofacial Implants, 2000,15 (1) : 76-94.

［12］ Canullo L, Fedele GR, Iannello G, et al. Platform switching and marginal bone-level alterations: the results of a randomized-controlled trial[J]. Clinical Oral Implants Research, 2010, 21 (1) : 115-121.

［13］ Wu SW, Lee CC, Fu PY, et al. The effects of flute shape and thread profile on the insertion torque and primary stability of dental implants[J]. Medical Engineering & Physics, 2012, 34 (7) : 797- 805.

［14］ Bateli M, Att W, Strub JR. Implant neck configurations for preservation of marginal bone level: a systematic review[J]. the International Journal of Oral & Maxillofacial Implants, 2011, 26 (2) : 290-303.

［15］ 梅东梅，赵保东，徐昊，等. WEGO种植系统五年临床效果评价[J]. 中国口腔种植学杂志，2017，22（2）：64-69.

（袁泉　吴尧）

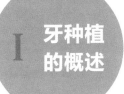

I 牙种植的概述

II 牙种植体的设计

III 牙种植体的精密机械结构

IV 牙种植体表面改性

V 牙种植体的生物力学

VI 牙种植修复的临床路径

VII 种植X线的诊断分析和设计

VIII 牙种植修复的评价体系

IX 牙种植体修复的微生物评价

本章主要介绍两段式骨内牙种植体，由牙种植体体部和基台组成。临床使用时牙种植体体部全部或大部分植入牙槽骨内，基台与牙种植体体部通过中央螺丝连接成一个整体，用以支撑牙修复体。为了叙述简便明确，本章将"牙种植体体部"简称为"种植体"，而在使用"牙种植体"时则不单指其体部。植入体内的牙种植体要能够完成其生理功能，设计和制造的关键之一是种植体颈部与基台的连接形式和加工精度。

第一节　种植体颈部及基台连接的机械加工

根据牙种植体要承担的生理功能，论述种植体–基台连接部位应该具有的功能和力学性能，要达到这些功能和力学性能产品设计和制造上的考虑，以及其对机械加工设备和制造工艺的特别要求。

一、种植体颈部的功能及生物力学要求

根据种植体植入体内后颈部所在位置不同，可分为骨水平种植体和软组织水平种植体。

（一）种植体颈部植入位置和功能要求

骨水平种植体的颈部位于牙槽骨内，根据牙种植体的设计和医生的种植习惯，种植体颈部顶面与牙槽骨顶齐平或略低于牙槽骨顶。颈部形态、尺寸和表面设计则主要考虑：

（1）颈部要与牙槽骨顶部的皮质骨可靠地结合；

（2）保证植入扭矩在适当的范围，能够实现种植体的初期稳定；

（3）通过颈部形态和表面设计减少颈部应力，避免颈部过大的应力导致骨吸收。

软组织水平种植体的颈部在牙槽骨外，位于穿龈部位，表面被牙龈包绕。其颈部形态、尺寸和表面设计主要考虑：

（1）实现牙种植体可靠的生物封闭；

（2）保证修复后牙龈形态和种植牙的美观。

（二）骨水平种植体的颈部设计要求

骨水平种植体的颈部位于牙槽骨顶部皮质骨内，与骨结合的完整性和可靠性决定于多种因素。植入种植体时，必须做到种植体颈部与牙槽骨顶部皮质骨之间密切接触，这由牙种植专用工具来保证。牙种植专用工具是由牙种植体的生产厂商根据自己的牙种植体形态专门设计的。牙种植成形钻的形态与种植体相同，但是在尺寸上略微小一些。成形钻的直径尺寸具体比种植体直径小多少，取决于种植体自攻性的强弱程度和患者的骨质状况。对于自攻性强的种植体，可以将成形钻直径设计得比种植体直径小0.5mm以上。增加种植体颈部直径会使颈部壁厚增加，有利于增加种植体抗侧向负荷的能力。但是种植体直径大小受牙槽骨宽度的限制，宽颈种植体主要用于牙槽骨较宽的磨牙区。

种植体颈部表面设计直接影响到颈部与皮质骨的结合强度，颈部密集螺纹设计，可以增加种植

体-骨界面接触面积，减少骨界面应力。种植体周围骨组织受到的最大应力集中在颈部附近，过大的应力会引起颈部周围的碟形骨吸收。颈部螺纹设计增加了颈部与骨组织接触的面积，降低了颈部周围骨组织受到的应力，有利于减少骨吸收。螺纹设计还有利于将部分咬合力转化为侧向压力，减小种植体-骨界面的剪切应力。骨界面应力，特别是剪切应力的减少，能够提高种植体植入初期的稳定性和承受生理负荷的能力。

（三）软组织水平种植体颈部的设计要求

软组织水平种植体颈部位于牙龈内，为牙龈组织包绕。为了防止口腔内的细菌和污物进入植入体-骨界面，引起骨组织感染，牙龈与种植体颈部的贴合必须十分紧密。种植体颈部与牙龈组织的结合方式与天然牙不同：天然牙齿的牙龈纤维组织垂直于牙体表面，牙龈纤维组织的根部钉扎在牙体表面，实现稳定可靠的生物封闭。种植体的穿龈部位，牙龈纤维组织平行于种植体表面，靠紧密贴合实现生物封闭。这就要求种植体颈部表面要充分光滑，使牙龈组织紧密贴合光滑表面后，没有细菌和污物可以进入的通道。有研究者也研究过将颈部设计成各种粗糙表面的封闭效果，认为某些粗糙表面也能够实现生物封闭。但是出于对粗糙表面容易引起污染的担心，目前种植体的穿龈部位都设计成光滑表面。按照我国牙种植体行业标准《钛及钛合金牙种植体》（YY 0315—2023）的规定，穿龈部位表面粗糙度$Ra \leq 1.6\mu m$，这个要求不高，使用精密车削工艺很容易达到$Ra \leq 0.8\mu m$。

种植体穿龈部位的长度应该与患者的牙龈厚度相适应。不同患者的牙龈组织厚度不同，种植体穿龈部位也要设计不同的长度。

早期种植体颈部多设计为直圆柱状，修复后外观与相邻的天然牙形态外观有明显的区别，美观性不足。为了适应人们对种植牙的美学要求，对颈部形态进行美学设计，让颈部呈喇叭状向外膨大，与牙冠外形轮廓连成一体，可使得修复后的人工牙看起来更自然，与天然牙更接近。

二、种植体-基台连接的主要功能和机械加工要求

患者牙被拔除后没有牙根，牙冠无处生根。传统的牙修复方法是将人造牙冠做在牙托上，再用金属丝挂在健康邻牙上，美观性和舒适性都不甚完美。种植体植入牙槽骨内，主要起到牙根的作用，通过连接结构把基台固定在种植体上，牙冠就可以做到基台上。因此，人工种植牙比较完美地满足了拔牙患者的修复要求，其美观性、舒适性和咀嚼功能都远远胜过传统的活动义齿。图3-1为人工种植牙和种植体-基台连接部位的示意图，其中的植入体是全锥度外形的骨水平种植体。

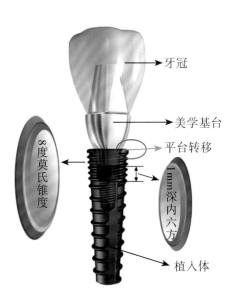

图3-1　人工种植牙和种植体-基台连接部位

（一）种植体–基台连接的主要功能和设计要求

种植体–基台连接的最主要功能是保证人工种植牙的咀嚼功能。人工种植牙要能够有效地完成其生理功能，必须将牙冠受到的咬合力传递到牙槽骨内。要完成这个功能，关键因素是基台和种植体之间稳定可靠的连接。连接部分要有足够的静态力学强度，能够承受咀嚼力而不松动断裂。后牙区的最大咬合力在150～880 N，但是根据食物硬度的不同，通常平均咬合力仅在20～120 N。对士卓曼（Straumann）等几个知名品牌的5种牙种植体进行静态抗压性能测试（它们具有各种不同种植体–基台连接方式，基台都是直基台）的结果显示，造成断裂破坏的加载力在606～1129 N，引起塑性变形的加载力在368～955 N，这样强度的牙种植体一般都能够满足生理负荷的要求。

由于牙种植体要长期承受反复的咀嚼力作用，牙种植体连接部分的设计还要考虑到抗疲劳破坏的能力。咀嚼力小于连接部分的静态破坏强度，连接部分短期能不被破坏，但是不能够保证不会发生疲劳破坏。种植体–基台连接设计对人工种植牙的长期稳定性有重要影响，如果设计中未考虑到其抗疲劳性能，则有可能在使用一两年后发生松动断裂，达不到人工种植牙的使用寿命标准。连接的稳定可靠性取决于种植体和基台的连接方式、连接设计和加工精度，现在国际流行的几种连接方式都能够保证连接的稳定性。

种植体–基台连接的另一个功能是实现牙种植体周围组织的生物学稳定性和牙修复的美观性，与种植体–基台连接处相邻部位的形态对实现修复的美观性十分重要。对于骨水平种植体，种植体的颈部通常位于牙槽嵴顶下方1～2 mm，因为种植体–基台连接对牙种植体周围组织的生物学稳定性影响特别大。如果采用颈部膨大的宽颈设计，临床上可观察到牙龈退缩和颈部周围骨吸收，影响美学效果。因此，建议采用直径不变的直颈设计。基台的下端接近种植体–基台连接部位，其形态设计也影响修复的美学效果。现在临床上广泛使用的美学基台，将其与牙冠相接的部位设计成喇叭状向外膨大，达到与牙冠外轮廓线吻合的美学效果，如图3–1所示。基台与种植体之间通过六方和配合8°锥面配合定位，两者再用中央螺丝锁紧在一起。牙冠受到的咀嚼力通过基台传到种植体，最终传到颌骨中。

在植入种植体的时候，首先用专用成形钻制备种植孔道，再用植入专用工具连接种植体，用扭力扳手旋转种植体进入种植孔道，最后到达预定位置。为了保证种植体的初期稳定性，通过成形钻与种植体的直径差设计，使植入最大扭矩大于等于35 N·cm。这就要求种植体与基台的连接部位要有足够的力学强度，而不至于在植入手术过程中，使种植体连接部位在扭矩的作用下变形或断裂。

在连接基台时，为了减少中央螺丝在人工种植牙使用过程中松动，一般要求用扭力扳手拧紧螺丝，扭力应该达到35 N·cm。在人工种植牙使用过程中，咀嚼力是方向和大小多变的反复加载的负荷，通过固定在基台上的牙冠将力传递到种植体–基台连接部位。这种反复作用力可能使连接部位材料产生疲劳，在远小于静态破坏强度的反复负荷力作用下发生断裂。要保证种植体–基台连接的强度和稳定性，必须通过连接部位的合理设计、使用材料的正确选择和严格的材料质量检测、精确的加工工艺等多方面的协调和平衡来实现。特别要关注连接部位最薄弱的位置，在设计和材料选择上提高该部位的性能，从而实现整体性能的提高和优化（具体内容将在本章第五节专门讨论）。

种植体–基台连接部位的设计和制造目标：形态和力学强度要能够满足其完成预定功能所需的力学和生物学要求；优化应力分布，尽量减小峰值应力；合理的公差设计和精密加工，保证种植体、基台和中央螺丝之间的完美匹配，组装容易，配合后性能稳定；减小种植体–基台间隙，避免细菌渗透。

(二)种植体与基台连接部位的机械加工

种植体与基台连接部位是人工种植牙部件加工中最重要的部位，也是加工工艺最复杂、加工精度要求最高的部位。下面以目前最流行、采用最多的六方连接和锥面连接为例，说明连接部位机械加工方法和对设备功能、精度的要求。

连接部位的六方配合要求外六方能够顺利进入内六方，内外六方之间紧密配合。六方配合的第一个关键尺寸是六方对边距离，机加工尺寸都有一定公差，尺寸在公差允许范围内变化。图3-2所示为六方配合的公差要求示意图，D代表内六方对边间距离，D_{max}代表在规定公差范围内，内六方对边距离最大允许尺寸。D_{min}代表在规定公差范围内，内六方对边距离允许的最小尺寸。类似地，d代表插入六方孔内的外六方的对边距离，d_{max}代表在规定公差范围内，外六方对边距离最大允许尺寸，d_{min}代表在规定的公差范围内，外六方对边距离允许的最小尺寸。$D_{max}-d_{min}$差值的一半就是六方配合的最大可能间隙值，这个值越小，连接部位配合越精确。具体设计这个值是多少，取决于对加工设备精度和成品率的考虑。一般在满足国家管理部门标准要求的前提下，调配精度和成品率达成折中，确定一个性能和成本兼顾的最优值。最小可能间隙值是$D_{min}-d_{max}$差值的一半，六方设计值和机加工设备加工精度应该保证差值$D_{min}-d_{max}$大于0，也就是外六方对边距离的最大可能值d_{max}一定要小于内六方对边最小可能值D_{min}，否则外六方太大，进入不了内六方。对于连接部位的配合间隙，不能够太大。间隙过大会造成细菌渗透和基台不稳定。

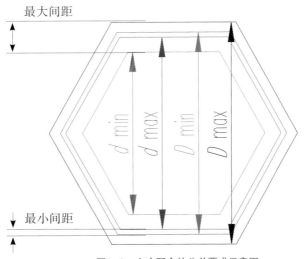

图3-2　六方配合的公差要求示意图

对于间隙最大允许值，牙种植体行业标准《钛及钛合金牙种植体》（YY 0315—2023）也有规定，即种植体与基台的配合间隙≤0.035 mm，也就是要求加工完成的种植体和基台的内外六方之间的配合间隙不能够超过35 μm。目前用于加工种植体和基台的精密数控自动车床是瑞士型自动车床（有时又把这类车床称为数控纵切自动车床或走心机），这是一种主轴箱移动性车床，其加工精度能够达到1～5 μm，角度分辨率能够达到0.001°。公差范围设计在10～15 μm是可能的，但是考虑到提高成品率、降低加工成本，公差范围不能够设计得太窄，可以选择在20～30 μm这一范围，既符合医药行业标准的规定，又有足够高的成品率。外六方一般采用铣加工方式完成，依次加工六方的六个边，依靠机床的尺寸精度和角度精度能力，加工完成对边尺寸和角度都符合要求的外六方。内六方一般用冲压加工完成，首先钻出一比六方对边尺寸略小的圆孔，再用冲头冲出六方。如果冲头形状是矩形，矩形冲头的长边尺寸应为六方对边距离设计值范围的中值。比如对于对边距离为2 mm的六方，如果设计尺寸公差范围为0.005～0.025 mm，也就是六方对边距离范围在2.005～2.025 mm，则对边距离的中值是2.015 mm，则矩形冲头长边长度应为2.015 mm。如果考虑到冲头磨损，为增加使用寿命，冲头长边尺寸可以比中值略微大一些。冲头短边的长度则应该设计成对应的六方的边长。矩形冲头每冲压一次后，冲头旋转120°再次冲压，冲压三次后就可完成六方雏形。但是要完全完成内六方加工，还要重复冲压多次，具体需要的次数由实际加工状况确定后，用工艺文件固定。冲头安装在机床夹头上，必须校准，要保证冲头中心轴线与圆孔中心轴线尽可能同轴。冲头也可以直接设计成六方形，但是加工有一定误差，也不可能完全对称，加之冲头中心轴与圆孔中心轴不可能完全同轴，实际生产中也应该每一次冲压后旋转60°再冲压一次，尽可能消除不对称性影响。还有其他一些形态的配合，如八方配合、四方配合或荷叶边形配合等，其加工方法和注意事项类似。

锥面连接是另一种常用的种植体-基台连接配合形式，内锥面和外锥面要精密配合，关键是两者的锥度要尽可能相同，要严格控制锥度的加工公差。牙种植体行业标准《钛及钛合金牙种植体》（YY 0315—2023）规定，锥度值的允许偏差是3%。以锥度为8°的锥面为例，锥角公差应该控制在0.25°以内，可以设计为8°±15′。锥面加工除了要准确控制锥度外，锥面母线的直线度和表面粗糙度也是同样重要的。内锥面一般采用镗工艺加工，而外锥面一般采用车工艺加工。由于牙种植体部件的尺寸小、锥面短，锥面母线的直线度都很好，不会影响锥面配合。锥面的表面粗糙度Ra要注意控制，使用高精度的精密数控自动车床进行加工，通常能够把表面粗糙度Ra控制在0.4 μm以内。如果再增加抛光工艺，能够把表面粗糙度Ra进一步降低到0.2 μm以下。

种植体和基台连接的锁定功能是由中央螺丝提供的，必须要加工中央螺丝的外螺纹和种植体中央螺丝孔的内螺纹。中央螺丝用车工艺完成外形加工，中央螺丝孔用钻头加工。中央螺丝的外螺纹可用外螺纹车刀车削完成，也可以用高速旋风铣加工，后者加工效率更高。旋风铣转速可达每分钟数千转。螺纹形状由旋风铣的铣刀刃形状决定，用得最多的通用标准螺纹牙型是三角形，此外梯形螺纹也是标准螺纹。高速旋风铣的铣刀尺寸很小，价格很贵，又容易损坏。标准牙型螺纹的铣刀，因为生产量大，价格相对低一些，所以多数牙种植体生产厂商都选用标准牙型螺纹。如果要选择非标准牙型，就要定制专用铣刀，与标准刀具相比成本会高很多。中央螺丝孔的内螺纹使用很细的螺纹铣刀铣，伸入中央螺丝孔内铣加工完成内螺纹，铣刀齿形要与中央螺丝齿形相同。

第二节 种植体/基台形态及连接结构的关键因素

种植体–基台连接主要分为六方连接、锥面连接和管套管连接三大类。每一类又包含多种不同设计，本节只介绍每一类型中最有代表性的连接及特点。六方连接类还可以按照内六方所在位置，分为内连接和外连接，将对两者的特点和性能进行比较分析。现在有很多产品把六方连接和锥面连接结合在一个产品上，整合两者的优点，使种植体–基台连接性能更可靠。中央螺丝是实现种植体–基台连接的必不可少的部件，中央螺丝的设计对连接的可靠性有重大影响，因此专门用一个小节来讨论。

一、六方连接

六方连接是目前采用最多的抗旋转连接方式，其通过种植体的内六方与基台的外六方配合（或者种植体的外六方与基台的内六方配合），再用中央螺丝锁紧种植体和基台，使基台相对于种植体中心轴的方位固定不变。任何机械加工方式都有一定误差，在设计加工图纸时，要将内六方尺寸设计成正公差，外六方尺寸设计成负公差，才能够避免出现外六方过大无法进入内六方的情况。公差范围不能够设计得太大，过大的公差可能使六方配合太松，基台在咬合力的作用下发生绕种植体中轴线的来回微转动。长期反复的微转动会磨圆六方的六个角，最终导致六方丧失抗旋功能。微转动的另一个后果是反复扭转中央螺丝，种植体和基台之间连接松动，最终可能导致中央螺丝疲劳断裂。因此，六方连接的机械加工精度是非常重要的，是牙种植体部件设计加工中要重点考虑的。

与六方连接相类似的还有八方连接，其结构和加工方法与六方类似，区别是八方的相邻两个面方位相差45°，而六方的两个相邻面方位相差60°。八方的优点是，因为相邻两个面方位相差角度小，基台与种植体连接后，其方位更容易接近需要的方位。八方连接的缺点是抗扭转能力不如六方连接，因为对边尺寸相同的八方连接和六方连接，八方的边长更短，对于相同的旋转扭矩，八方角区要承受更大的力。八方连接要求加工精度更高，内外八方配合更紧密，才能够达到需要的抗扭转性能，否则八方角容易磨损，加大扭转微动，最终可能导致基台旋转。

二、内连接和外连接

六方连接有两种不同的组合：一种是种植体中心孔内用冲压工艺制作凹进的内六方，在基台尾部制作外六方，这种内外六方相配的连接方式称为内连接（图3-3）。另一种连接方式称为外连接，是在种植体的肩部上加工外六方，突出在肩部的上方，在基台的尾部加工凹进的内六方，连接时，种植体上的外六方插入基台内六方。虽然目前在牙种植市场上的产品两种连接方式都有，但是绝大多数产品采用内连接设计。这是因为内连接有许多重要的性能优于外连接。欧洲骨结合协会（European Association for Osseointegration）针对2030年牙种植体发展趋势，在2018年对138位专家的调查结果显示，85%的专家赞成内连接的方式。

外连接组合中，种植体肩部的外六方高度大约为1 mm，与基台连接后，基台的底部平面与种植体外六方周围平面紧密接触，由中央螺丝将这两个平面紧拉在一起，起到稳定基台的作用。由于内、外六方配合高度很短，仅有1mm左右，六方

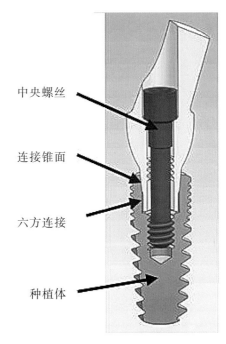

中央螺丝

连接锥面

六方连接

种植体

图3-3　内连接牙种植体

外连接抵抗咀嚼时传到基台上的侧向力的能力有限，主要靠中央螺丝的拉力维持基台的稳定，不产生过大的偏移。中央螺丝因为受到很大的反复拉伸和弯曲力，容易发生疲劳形变或断裂。

内连接组合中，内六方加工在种植体肩部中心孔内，深入肩平面以下，通常有一个导入的内锥面，内锥面下方才是内六方。内锥面除了起到导入基台的外六方的作用外，还与基台的外锥面配合，承受了很大一部分横向应力，使连接部分的应力分布更合理，大大减少了六方和中央螺丝受到的应力，使内六方连接更稳定，能够承受更大的负荷。

对Brånemark System、Nobel Biocare和Straumann等多家知名牙种植体厂家产品的临床效果统计也证明，内连接优于外连接。中央螺丝断裂的3年累计发生率（cumulative incidence）：外连接为0.1%，内连接为0%。中央螺丝松动的3年累计发生率：内连接是1.5%，外连接是7.5%。内连接在临床应用中的优越表现，使得它成为目前牙种植体产品的主流结构。内连接的另一个优点是便于实现平台转移设计，只需将基台与种植体连接的外锥面，延伸过种植体肩台平面（图3-1），使基台-种植体连接界面平移至种植体肩台平面内圆周界面处。

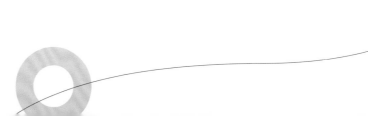

三、锥面连接

种植体和基台之间抗旋转的另一种设计是锥面连接，即借用机械加工中广泛使用的莫氏锥度方法。莫氏锥度是一个锥度的国际标准，用于静配合以精确定位，锥角在2°左右。因为锥度很小，利用内外锥面之间的摩擦力，可以抵抗一定的扭矩而保持内外锥面之间相对位置固定不变。莫氏锥度的设计是19世纪美国机械师莫尔斯（Stephen A. Morse）为了解决麻花钻柄的夹持问题而发明的，后来推广到各类机械连接中。在人工髋关节设计中，其已经成为人工股骨头和髋关节柄之间连接的标准方法，锥角多在6°左右。在牙种植体设计中，不同厂家锥面连接设计的锥度值相差很大，小的仅有2°左右，大的可达到20°以上。

通常在锥面配合长度相同时，锥角小的锥面配合能够承受更大的扭矩，但是要取出配合好的基台也就更困难，必须用专用基台取出工具。在仅依靠锥度配合定位的设计中，锥角应该设计得小一些。如果设计目标只是辅助六方连接的抗旋转功能，锥角可以设计得大一些。锥面配合长度是影响固位效果的另一个因素，锥面配合长度越长，固位效果越好，可以通过设计不同的锥面配合长度，达到需要的抗扭矩能力。锥面配合的另一个作用是增强抗侧向负荷能力，减小基台在非轴向力作用下的晃动。要达到锥面配合的功能目标，对锥面的锥度值精度和锥面母线的直线度设计要求都应该很高。内锥面和外锥面的锥角值应该基本相同，两者相差过大会造成锥面配合不好，在非轴向力作用下基台晃动幅度过大。长期反复晃动会造成中央螺丝疲劳断裂。

相比六方连接，锥面连接的优点包括：

（1）连接部位密封性更好，密封面积更大，这些特点有利于防止细菌渗透引起的牙种植体周围组织炎症发生。

（2）力学稳定性好，抗非轴向负荷能力强，咀嚼力引起的基台微动幅度小，基台和中央螺丝受到的峰值应力较小，增加了连接部分的抗疲劳破坏能力。Mangano等对在意大利临床植入的178个锥面连接的牙种植体进行了最长20年的临床跟踪评估，结果显示20年的累积保存率达到97.2%，边缘骨丢失量和并发症发生率都很低。

现在也有同时具有锥面配合和六方配合的种植体-基台连接方式，两者作用并重，如图3-4所示。8°的莫氏锥面具有比较强的固位能力，大大减小了六方的负荷，使不到1 mm的六方配合高度也能够保证种植体-基台连接的稳定可靠。

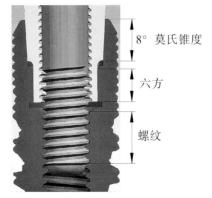

图3-4 同时具有锥面配合和六方配合的连接

四、管套管连接

除了六方连接和锥面连接外，还有另外一类连接叫作管套管连接，其特点是其基台底部呈管状深入种植体内部，管状上有突起，种植体颈部具有与基台上突起形态相匹配的凹槽结构，突起插入凹槽后具有抗旋转功能。这种连接的典型代表是士卓曼（Straumann）的十字锁合（crossfit）连接（图3-5）和诺贝尔（Nobel）公司的圆锥连接（conical connection）。

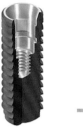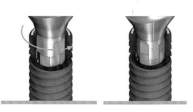

3-5 士卓曼的十字锁合连接

管套管连接基台与种植体连接的端部设计有一段圆柱，便于导入种植体连接孔。基台的连接部深入种植体内部的深度是各种连接中最深的，接触面积也是最大的，有利于增加负荷能力和基台稳定性。特别是基台插入后还要旋转一个角度才达到最终位置，加上界面顶端的锥面配合，螺丝锁紧后配合非常稳定。这种配合连接的密封性好，中央螺丝受到的应力也小。但是这种连接的加工工艺比较复杂，加工流程长，对加工设备的功能要求比较高。

五、中央螺丝

种植体和基台之间无论采用哪一种连接方式，都必须用中央螺丝将两者紧密连接在一起。早期种植牙失败的主要原因之一是中央螺丝松动和疲劳断裂。本节前面已经指出了可能引起中央螺丝疲劳断裂的原因，此处重点讨论中央螺丝松动的可能原因和防止松动的方法。引起中央螺丝松动的原因很多，基台微动是一个重要原因。在正确设计种植体和基台的结合部形态、尺寸、精度的前提下，使用高精密机床加工配合面，使六方和锥面等配合部位精确紧密配合，尽量减小基台微动，是避免中央螺丝松动的基本措施。中央螺丝和种植体中央螺丝孔的配合长度也很重要，中央螺丝至少要有5个螺纹与螺丝孔螺纹配合，过短的配合长度也容易导致中央螺丝松动旋出。在人工牙种植体发展早期，中央螺丝松动是一个突出问题，设计研究人员想了很多办法，比如加装防旋垫、粘胶固定中央螺丝和螺丝孔等，但是效果都不理想。后来发现有两个简单的方法可以最有效地减少中央螺丝松动的发生。第一个方法是中央螺丝不设计成全螺纹，仅将进入种植体中央螺丝孔的端部设计成螺纹，其余部分设计为光滑圆杆（图3-6）。在中央螺丝将基台和种植体紧锁在一起后，中央螺丝的端部螺纹要全部进入螺丝孔，最后一圈螺纹至少要在螺丝孔口内两个螺纹。中央螺丝紧邻光滑杆部的第一圈螺纹起始的凸起端面刃口，应与中央螺丝孔的内螺纹紧密嵌合，起到防止中央螺丝反旋松动的作用（图3-7）。第二个方法是在基台连接后短期使用一段时间，再次旋紧中央螺丝，可以避

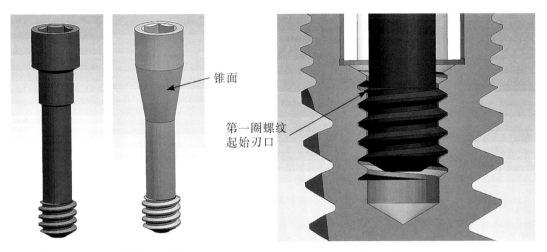

图3-6　中央螺丝(左)、带锥面配合的中央螺丝　　　　图3-7　中央螺丝第一圈螺纹起始刃口，完全
　　　　　　　　　　　　　　　　　　　　　　　　　　　　　　　进入种植体内螺纹

免中央螺丝长期使用后发生松动。Cho等对临床使用中松动的中央螺丝进行再次拧紧后，就再也未发生松动，证明了这个方法的有效性。在牙种植体使用一段时间后，因为反复的咀嚼力作用，坚固的中央螺丝可以因为配合面的进一步配合适应而变松，再紧固则可以达到稳定状态的紧密配合。

　　目前，再紧固方法前已经被另外一个改进措施代替，就是预加载荷（preload）方法。用扭力扳手拧紧中央螺丝，扭矩控制在35 N·cm。这样拧紧的中央螺丝，预加载造成的弹性应变使螺丝像一根弹簧，能够保证配合面始终被压紧，防止中央螺丝松动。预加载荷方法现在已经被临床普遍采用，作为标准程序，这就要求中央螺丝有足够的强度，在螺丝直径不能够增加的情况下，可以改变螺丝的材料或通过表面处理提高中央螺丝强度。目前，有人使用钛合金代替4级钛，也有人使用金合金螺丝取得了很好的效果。

　　此外，还有一个减少螺丝松动的设计方案，即将中央螺丝尾部与基台中心孔紧压配合部分设计成锥面配合，类似于基台和种植体的锥面配合，起到防旋转作用。不过由于组装紧固种植体和基台时，中央螺丝必须要能够用螺丝起旋转锁紧，配合锥面的锥角不能够设计得太小，以免锥面防旋扭矩太大，妨碍螺丝起旋紧中央螺丝。

第三节　牙种植体及基台的精密加工工艺

牙种植体包含种植体、基台和中央螺丝三个部件，也是牙种植手术治疗使用的最主要的功能部件。在植入和修复过程中，还要使用愈合基台、转移体、替代体等暂时性部件。所有这些部件的加工工艺大同小异，都可以使用数控纵切自动车床进行加工。本节仅讨论种植体、基台和中央螺丝的加工工艺及加工设备。这些部件虽然小，但是加工精度要求很高。种植体和基台的加工关键部位是二者的连接部位，也是加工的难点。中央螺丝的加工难点则是如何解决细长件加工过程中发生弯曲的问题。

一、牙种植体部件机加工设备和棒料

生产人工关节等骨科器械，不同部件需要不同类型的机加工设备。而牙种植体的情况完全不一样，牙种植体的所有部件几乎只需要一种机加工设备即可完成加工。但是牙种植体部件的尺寸小，精度要求远高于骨科器械，需要的加工工艺类型又多，在加工中途工件不能够取下，不能够分步骤分别在不同类型机加工设备上分步完成。加工中的牙种植体部件，一旦取下后重新装上加工，就不能够保证牙种植体部件的高精度了。因此，必须选择一种多功能的高精密加工设备，这就是数控纵切自动车床。早在1880年，纵切自动车床就在瑞士北部小镇穆捷（Moutier）诞生。穆捷是瑞士钟表业制造基地，纵切自动车床是针对精密钟表零件加工需求开发出的高效精密加工设备。早期的纵切自动车床采用凸轮控制方式实现自动加工，不同形态的部件需要采用不同的凸轮组合。现代的自动车床已经摒弃凸轮控制方式，采用数字电路技术控制。数控纵切自动车床是以车削加工为主，把铣、镗、钻、攻丝和冲插等多种加工功能全部集成于一身的设备，现在已经广泛应用于牙种植体部件和小型电子元件加工。由于诞生在瑞士，又被称为瑞士型自动车床，在机加工行业中，这种自动车床也被称为走心机。

数控纵切自动车床通常与棒料自动送料机组合在一起使用（图3-8），多根精密磨光金属棒被批量放入送料机内，通过棒料管自动送至数控纵切自动车床进行加工。整个加工过程都由预先编制的加工程序控制，不需要人为干预。送料机转动机构自动把一根棒料通过棒料管送到数控纵切自动车床，数控纵切自动车床的气动

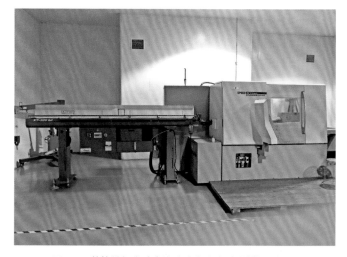

图3-8　数控纵切自动车床（右）和自动送料机（左）

夹头夹持住棒料，数控纵切自动车床自动加工，加工完成后，自动传送装置将成品送出到产品收集台。这些收集到的成品就是牙种植体部件成品，经过清洗后就可以送检，检验合格后就是待最后包装的合格产品了。棒料自动送料机与数控纵切自动车床组合在一起，使得牙种植体部件的机加工完全自动连续进行，实现高效、高精度的连续批量生产。

由于牙种植体部件加工精度要求高，棒料的尺寸必须非常精准，棒料与数控纵切自动车床的导管精确配合，才能够保证产品的加工精度。目前，对于金属磨光棒的最低要求是公差带优于h9，比如标称直径5 mm的钛磨光棒，按照国家标准GB1801—2009规定，h9要求其公差范围是0～–75μm，直径范围是4.925～5 mm。同样的公差带h9，直径越大的棒料，允许的公差范围越大。比如标称直径8 mm的棒料，公差范围是0～–90μm，允许的直径范围是7.910～8 mm。除了直径公差外，还要求棒料平直不弯曲，棒料弯曲度要小于0.1 mm/m。超标的棒料，直径太大可能不能够通过棒料管，直径太小，棒料松动，不能够保证加工精度。弯曲度超标的棒料不能够顺畅通过棒料管，也会影响加工。

由于棒料加工时必须一直处于夹持状态，有10 cm左右的棒料不能够使用，因此选择长棒料更划算。目前多使用长度在2～4 m的磨光棒，相应的自动送料机长度必须与棒料长度匹配。棒料化学成分和力学性能应符合国家标准GB/T 13810—2017，这个标准参照国际标准ISO 5832.2等编制，符合国际标准要求。目前牙种植体部件多采用4级钛（我国标准是TA4）或者Ti6Al4V钛合金（我国标准是TC4），即含有6%铝和4%钒的钛合金。

数控纵切自动车床的代表性生产企业是瑞士特纳斯有限公司（Tornos S.A.），该公司的历史可以追溯到1880年，是纵切自动车床技术的创始企业。现在除了瑞士外，欧洲、日本和韩国也有多家企业生产数控纵切自动车床，并且多在中国建立了生产企业，我国四川普什宁江公司也有生产。在中国市场销售的主要代表性数控纵切自动车床见本章末附表。

二、种植体主要形态类型和高精密加工部位

早期种植体的外形种类很多，经过20多年的临床使用筛选，现在仍然使用的主要有圆锥状螺纹、圆柱状螺纹、圆柱锥状螺纹和圆柱状种植体，其中又以圆柱状螺纹和圆柱锥状螺纹种植体使用最广泛。种植体加工的难点不在于外形加工。种植体外形并不复杂，加工精度要求也不高，对数控纵切自动车床来说是非常简单的，用车削或铣削工艺很容易完成。种植体的真正加工难点是加工种植体–基台接口和中央螺丝孔。目前采用的接口主要是六方接口和锥面接口，为保证种植体–基台连接的可靠性，对接口加工精度要求很高。内六方接口的加工采用冲插加工工艺，在本章第一节已经详细介绍，此处不再论述。中央螺丝孔直径很小，通常只有1.5～2.0mm，需要用非常细小的专用内螺纹铣刀，伸入预先钻好的细孔内铣内螺纹。图3-9为内螺纹铣刀的照片，铣刀牙型是三角形。

常用的标准铣刀牙型还有梯形和锯齿形，与三角形牙型一起，都属于标准牙型螺纹铣刀。标准牙

型螺纹铣刀是批量生产的铣刀，价格相对便宜。但是用于种植体内螺纹加工的铣刀很小，性能要求高，制作难度大，尽管是标准牙型，价格仍然比较高，每只价格上千元，是构成牙种植体价格成本的重要部分。

下面以带有内六方和锥面接口的圆锥状螺纹种植体为例，介绍种植体的加工工艺。这种种植体结构包含的六方和锥面连接是目前采用最多的，具有代表性。其加工工艺，基本包含了现有各种形态类型种植体加工采用的典型工艺。图3-10为圆锥状螺纹种植体工艺图，标注了主要尺寸要求，其中对加工精度要求最高的尺寸如下：

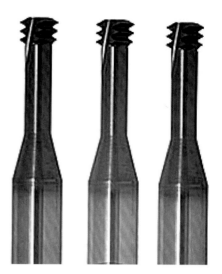

图3-9 内螺纹铣刀

六方对边距离2.005～2.025 mm，允许尺寸公差范围是20μm，并且要六边对称。锥孔的直径（φ2.2和φ2.4）精度要求也很高，公差范围是30μm。这就对数控纵切自动车床的主轴径向圆跳动、直线轴定位精度和直线轴重复定位精度都有很高的要求。

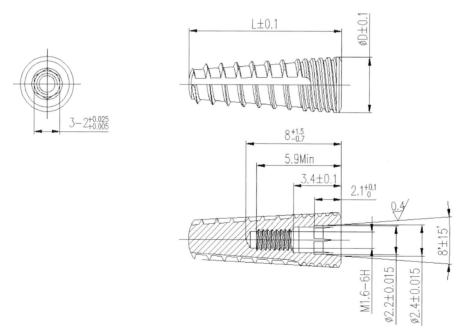

图3-10 圆锥状螺纹种植体主要尺寸（刘斌工程师供图）

以德玛吉公司的Speed 20/11 Linear数控纵切自动车床进行种植体加工为例，其直线轴定位精度为8μm，直线轴重复定位精度为3μm，主轴径向圆跳动为2μm，精度都优于10μm，完全能够满足要求。种植体的加工工艺由预先编制的程序控制数控纵切自动车床自动完成。

棒料：TA4纯钛磨光棒。

工艺步骤及加工内容：

（1）车削端面：外圆车刀平棒料端面，成为后续加工的基准面。

（2）加工定位中心孔：中心钻在端面上钻出定位中心孔，孔口倒角。

（3）钻锥面底孔：ϕ2.0钻头钻深度3.4 mm的孔。

（4）钻M1.6内螺纹底孔：ϕ1.25钻头钻至距端面8 mm处。

（5）粗镗8°锥面孔：镗孔刀在2 mm孔内镗出深度大约2.1 mm的8°锥面孔。

（6）去底孔毛刺：分别用ϕ2.0钻头和ϕ1.25钻头去底孔毛刺。

（7）精加工内六方，去毛刺：用六方插刀在ϕ2.0内孔中冲出内六方，用ϕ2.0钻头去毛刺。

（8）精铣内螺纹M1.6，去毛刺：用图3-9所示的内螺纹铣刀铣内螺纹，棒料旋转速度与轴向移动速度必须精确配合，棒料每旋转一周，棒料轴向移动一个螺距。这样就可以加工出连续的直径1.6 mm的内螺纹。用ϕ2.0钻头去毛刺。

（9）精镗8°锥面孔，去毛刺：用镗孔刀精镗8°锥面孔，并去毛刺。

（10）车外圆锥面：外圆车刀车出外圆锥面。

（11）车外锥面双头螺纹：螺纹刀在外锥面上车双头螺纹。

（12）单螺纹：螺纹刀去掉距端面3.4 mm范围以外的双头螺纹中的一头螺纹，形成单螺纹。

（13）切断：用1.5 mm宽的切刀将加工完成的种植体切离棒料。

以上加工步骤中，步骤（4）到（9）是关键步骤，要求精度最高，对种植体临床使用最重要。

三、基台主要类型和高精密加工部位

基台类型很多，但是从对机加工设备要求的角度看，主要可区分为直基台和角度基台两类。如图3-11所示，右边的是角度基台，左边是直基台。所有的直基台基本上都可以用有5个直线轴的5轴数控纵切自动车床加工，但是角度基台形态不是轴对称的，加工倾斜部分就需要在5个直线轴之外，增加一个B轴，需要6轴数控纵切自动车床才能够完成加工。角度基台加工是牙种植体部件生产中对数控纵切自动车床功能要求最高的，我们将以角度基台的机加工为例，展示牙种植体的另一类主要部件的加工工艺。

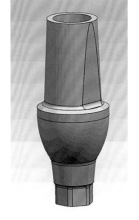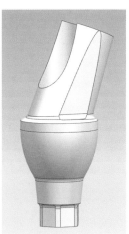

图3-11　直基台（左）和角度基台（右）

从图3-12可以看出，加工难点是基台的倾斜部分，必须要用程序控制的B轴加工。M1.6内螺纹加工与种植体内螺纹加工方式相同。8°外锥面加工精度也很高，加工不佳会影响基台与种植体的锥面配合效果。

加工设备：德玛吉公司的Speed 20/11 Linear。

棒料：TC4钛合金磨光棒。

工艺步骤及加工内容：

（1）车削端面：外圆车刀平棒料端面，成为后续加工的基准面。

（2）加工定位中心孔：中心钻在端面上钻出定位中心孔，孔口倒角。

（3）钻前端孔：ϕ1.6钻头钻基台与种植体连接部分的端口，供中央螺丝通过。

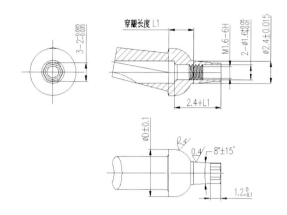

图3-12 角度基台主要加工尺寸（刘斌工程师供图）

（4）钻M1.6螺纹底孔：ϕ1.25钻头钻孔，深度超过内螺纹区，作为M1.6内螺纹底孔。

（5）粗车外圆，去余量：外圆车刀粗车外圆。

（6）铣削外六方：硬质合金立铣刀铣外六方。

（7）精铣M1.6内螺纹，去毛刺：用M1.6螺纹铣刀铣内螺纹。

（8）精车外圆锥面，去毛刺：外圆车刀精车外圆，去毛刺。

（9）切断零件：用切刀切断零件，副主轴夹持零件。

（10）粗车修复端外圆：外圆车刀粗车修复端外圆。

（11）钻中心孔：定心钻打中心孔，孔口倒角。

（12）钻ϕ2.4孔：用ϕ2.4钻头钻孔至距外六方端面2.4＋L1处，L1为穿龈长度。

（13）钻中心螺丝通过孔：用ϕ1.65钻头钻至内螺纹处。

（14）锪ϕ2.45孔底圆弧：用ϕ2.45硬质合金锪刀将ϕ2.4孔底刮平，在ϕ2.4孔口加工出圆弧。

（15）精车修复端外圆：用外圆车刀精车修复端外圆。

至此，角度基台的主要加工完成了，后续经过激光刻号、清洗、检验和包装后，就可成为正式产品。

四、中央螺丝特点和高精度加工

中央螺丝的作用是将基台和种植体连接在一起，形成一个整体。中央螺丝的特点是细，杆部直径仅1.55 mm，如此细的杆在用刀具加工时很容易发生退让弯曲，影响加工精度。为了解决这个困难，数控纵切自动车床开发了导管技术，把细长的工件用导管套起来，只露出一小段供加工。先从远端开始加工，随着加工的进行，导管逐渐后退，始终保持加工部位紧邻导管口，保证工件不弯曲。加工尺寸如图3-13所示。中央螺丝加工的另一个特点是用旋风铣工艺加工细螺纹。图3-14是旋风铣刀的照片，圆形刀架上可以安装多个铣刀片。加工时工件材料穿过旋风铣刀中心孔，旋风铣

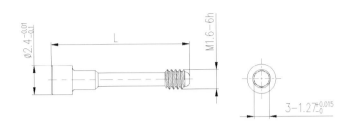

图3-13　中央螺丝主要加工尺寸（刘斌工程师供图）

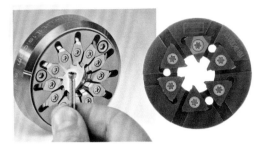

图3-14　旋风铣刀

刀高速旋转以完成螺纹加工。

　　加工设备：德玛吉公司的Speed 20/11 Linear。

　　棒料：TC4钛合金磨光棒。

　　加工中央螺丝的一种有代表性的工艺步骤：

　　（1）车削端面：外圆车刀平棒料端面，成为后续加工的基准面。

　　（2）粗车外圆前段：车螺纹外圆。

　　（3）精车外圆前段：车螺纹外圆、螺纹退刀槽。

　　（4）旋风铣削螺纹：旋风铣加工ϕ1.6螺纹。

　　（5）去毛刺：车外圆、铣螺纹。

　　（6）粗车外圆后段：外圆车刀车外圆。

　　（7）精车外圆后段：外圆车刀车外圆。

　　（8）切断：切断棒料，将零件交换至二通道。

　　（9）平端面：粗车左端外圆及端面。

　　（10）加工左端中心孔：用中心钻加工中心孔，孔口倒角。

　　（11）钻左端六方底孔：ϕ1.25钻头加工内六方底孔。

　　（12）插六方孔：六方插刀粗加工左端六方。

　　（13）精车左端外圆及端面。

　　（14）精加工左端六方及去毛刺。

　　以上工艺中，六方孔加工的精度要求较高，要求螺丝刀插入六方孔时，利用螺丝刀与六方孔的摩擦力，可靠地拾取中央螺丝，不会在移动过程中脱落。若尺寸偏大，则无法拾取中央螺丝，而且螺丝起在拧紧螺丝时会打滑。内六方尺寸太小，则螺丝刀不能够可靠插入。中央螺丝头部大头直径加工的精度也高，尺寸偏大会使中央螺丝不能够顺畅地进入基台螺丝孔内。

第四节　种植体植入器械对骨结合的影响

种植体植入体内后对于骨组织生长的影响主要来自两个方面：力学影响和表面的化学生物影响。力学影响主要是种植体将生理载荷力转移到周围骨组织的方式、大小和分布，骨细胞根据力学刺激情况做出相应的反应，进行骨重建。种植体表面的宏观和微观形貌、表面化学成分和结构不同，会引起人体蛋白和细胞的不同反应。这些因素都会影响到种植体与骨的结合。

一、种植体和基台形态设计对骨结合的影响

牙种植体的设计制造首要考虑的问题是，如何缩短植入后的愈合时间。要想种植体尽快与骨组织之间形成骨结合，就要求种植体的形态和表面要有利于骨生长。植入骨内的种植体表面与骨细胞接触，骨细胞具有高度的机械敏感性，可以根据受到的力的大小和方向进行骨改建，导致骨细胞数量和形态的变化。种植体的形态、直径、长度和表面设计不同，产生的力学刺激也不同，对植入体周围的骨结合有显著影响。

目前临床使用最多的种植体形态是圆锥状和圆柱状，这两种类型种植体的临床效果和X线观察结果差异很小，要根据患者骨质条件选择最适合的种植体。植入初期稳定性对保证牙种植的成功非常重要。圆锥状螺纹种植体的形状更接近牙槽窝，适合拔牙后立即种植手术，可以提供种植体植入初期的稳定性。如果患者骨质条件不太好，选用圆锥状螺纹种植体更为有利。与圆柱状螺纹种植体相比，圆锥状螺纹种植体能够将更多的咬合力传递到相邻骨组织，能够获得更大的初始稳定性和较小的边缘骨丢失量。但是也有人认为，圆柱状螺纹种植体的应力分布更均匀，从减少牙槽嵴的应变，以及从减少骨吸收风险的角度，应该采用宽、长、非锥状种植体。即使是锥状种植体，锥形区也只能够限制在种植体根部，不能够延伸至种植体的颈部，锥形颈部会加大牙槽嵴的应力集中，引起边缘骨吸收。所以现在很多种植体的外形都倾向于采取圆柱加锥状，如图3-15B所示，其兼有锥状种植体和圆柱状种植体的优点，现在大家把这种种植体称为圆锥状种植体。

带有切削刃的螺纹种植体（图3-15）具有自攻性能，可以在种植孔直径较小或骨挤压后，利用种植体的自攻性，使用较大的植入扭矩将种植体旋进种植孔内。而没有自攻性的螺纹种植体，种植体仅靠挤压进入孔道内，因此必须用成形钻制备直

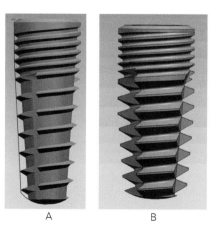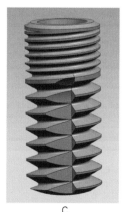

图3-15　螺纹种植体（A.全锥状；B.圆锥状；C.圆柱状）

径接近种植体直径、仅比种植体直径略小（比如小0.5mm）一点的种植孔道。两种类型种植体的初始稳定性和第一周后种植体稳定性均无显著统计学差异（*P*>0.05）。但在植入2～12周后，有自攻性的种植体的稳定性明显高于非自攻性种植体，表明自攻性的种植体的骨结合更好。

种植体的长度和直径对于牙槽嵴骨内的应力大小和分布也有影响，从而影响种植体周围的骨结合。种植体长度增加能够增加植入后的稳定性，但是在临床上受患者骨质条件的限制，有时必须要使用短种植体，研究短种植体边缘骨的变化和临床积累存留率（cumulative survival rate）十分必要。 Zadeh等使用长度6 mm的种植体进行了多中心的临床试验，用长度11 mm的广泛使用的种植体作为对照，试验样和对照样直径都是4 mm。95例患者总共植入209颗牙种植体，3年临床观察结果表明，两种长度的种植体临床效果相同，3年积累存留率都超过95%，边缘骨水平稳定，无统计学差异。临床跟踪结果说明，长度不小于6 mm的种植体，是能够形成稳定的骨结合的。但是与较长的标准种植体比较，短种植体更易受其他因素影响而使临床效果下降，使用风险更高，要谨慎评估使用。如果患者牙槽骨高度不够，要根据患者具体条件，同时评估骨增高手术与使用短种植体的风险，选择风险更低的方案。直径大于2.5 mm的种植体，其临床效果基本相同，直径小于2.5 mm的窄颈种植体，临床试验结果统计的积累存留率比通常使用的标准种植体略低。

种植体表面螺纹尺寸对种植体的性能有影响，减小种植体表面螺纹的螺距，增加螺纹深度有利于增加种植体–骨界面接触面积，使种植体植入后的初期稳定度提高，利于骨结合的形成。Heo等人的三维有限元分析结果是，具有0.5 mm的螺距且肩部直径与体部外径相同的种植体，在七个不同设计的种植体中，都表现出最有利的应力分布。X线摄影评估的结果显示，对照组种植体（0.6 mm螺距）牙槽嵴骨吸收高于实验组种植体（0.5 mm螺距），证实了该结论。种植体颈部微螺纹对于保持边缘骨有无作用，目前观点不统一，有实验结果认为颈部微螺纹有利于减少边缘骨吸收，但是有的临床结果又显示颈部微螺纹对减少边缘骨吸收无作用，起作用的是表面改性。Messias等对2000—2018年发表的大量临床研究论文进行了系统分析统计，结果是具有粗糙颈部的种植体，其边缘骨吸收都小于平滑颈部种植体，在颈部粗糙面上再加工微螺纹，或用激光再修饰出各种表面结构，均不能够进一步减少边缘骨吸收。

纳入90名患者的临床研究结果表明，愈合基台的形态差别也能够影响到边缘骨水平。以骨水平种植体作为对照，软组织水平种植体连接美学基台组，其骨吸收水平与骨水平种植体组相近，而软组织水平种植体连接解剖形基台组，其骨吸收水平远大于美学基台组和骨水平种植体组。因此，对于软组织水平种植体，愈合基台的优化形态设计是一个研究课题。

二、种植体–基台连接设计对骨结合的影响

种植体–基台连接中的微间隙和种植体颈部周围骨内过大的应力是引起种植体周围骨吸收和种植失败的最常见原因，消除或减少微间隙和降低种植体颈部周围骨内应力，是减少骨吸收和避免种

植失败的有效途径。Streckbein P等对目前国际上有代表性的7种种植体（Brånemark、Camlog、Xive、Bego、Straumann、Astra、Ankylos）用扫描仪测量并建立三维图像，他们具有不同的种植体-基台连接形式，根据三维图像构建三维模型，进行三维有限元分析。分析结果表明，锥面连接有利于减小微间隙，锥角越小，微间隙也越小。在中央螺丝预加载载荷的情况下，锥角在45°（Bego）及以下的牙种植体（Straumann-15°、Astra-11°、Ankylo-5.5°）中，无微间隙。无锥面连接的牙种植体中，均存在微间隙，间隙大小在0.5～3.4μm。小锥角有利于消除微间隙，但是增加了种植体颈部周围牙槽嵴骨内应力，又会增加边缘骨吸收。建议在有内六方配合的条件下，采用45°锥角作为最佳选择，既消除了微间隙，又不过分增大牙槽骨顶部应力。但是理论分析结果与临床数据统计并不完全吻合，只能够作为牙种植体设计的参考。Lin MI等回顾性研究了2002—2010年间植入患者的103个牙种植体的X线片，其中的种植体-基台的连接类型包括内八方连接、外六方连接和锥面连接三种，这项回顾性的临床研究表明，种植体-基台连接的类型似乎对牙种植体周围骨的短期变化没有显著的影响。Pjetursson B E通过对147篇临床研究论文的统计分析发现，内连接与外连接的临床效果无统计学差异。

三、平台转移设计对骨结合的影响

平台转移设计来源于种植体与基台的一次错配：因为没有与新开发的大直径种植体相配的基台，采用小规格基台与种植体相配而取得了意外的好效果，临床跟踪发现边缘骨的吸收明显减少，从而导致这种错配方式被推广，平台转移被正式接受。平台转移设计中，由于基台尺寸小于种植体的直径，组合在一起后的种植体顶部平台不能够被基台完全覆盖，使种植体-基台界面由平台外边缘移至平台内基台底部外缘，如图3-16所示。

图3-16引用自Canullo的论文，图中左边第一个是普通牙种植体，上部基台与下部种植体的直径相同，种植体-基台界面就是两者接触面的外缘。右边三个都是平台转移牙种植体，基台直径

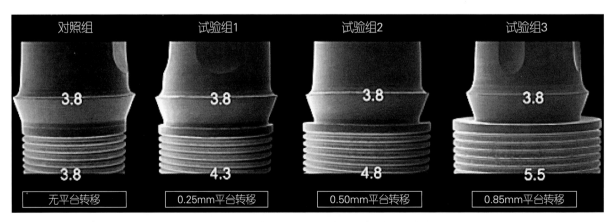

图3-16　普通牙种植体（左）和平台转移牙种植体（右边三个）

3.8mm，而种植体的直径从左到右逐渐增大，种植体–基台界面往平台内移动的距离也逐渐增加，分别是0.25 mm、0.50 mm和0.85 mm。平台转移牙种植体减小边缘骨吸收的机制目前还未完全确定，但是多数人认为与生物学宽度有关，因为生物学宽度确定了牙槽嵴顶的位置。种植体–基台界面向平台内水平移动，在种植体平台上给生物学宽度留下了分布区域。生物学宽度在水平方向上分布一部分后，在种植体轴线方向的分布区缩短，自然就提升了牙槽嵴顶的位置，表现为边缘骨吸收减少。临床试验结果也证明了边缘骨吸收与平台转移距离的关系，植入21个月后，植入这三种平台转移牙种植体的患者，边缘骨丢失分别是0.99 mm（试验组 1）、0.82 mm（试验组 2）和0.56 mm（试验组 3），平台转移距离越大，边缘骨的丢失越少。小直径种植体受本身尺寸的限制，平台转移距离很小。大直径种植体可以为平台转移提供更大的空间，更能够表现平台转移的效果。

平台转移的转移区平台必须是水平的，否则可能没有减少骨吸收的效果。Baffone用狗进行动物实验，采用图3-17所示的种植体，与基台错配的平台区与水平面成45°，在水平方向的宽度是0.25mm。但是动物实验结果显示，平台倾斜转移的平台转移种植体并不能够减少边缘骨的吸收。Baffone随后又改用标准平台转移牙种植体，水平方向移动0.85mm，结果有明显的保持边缘骨水平的作用。Lee J等在用狗进行的动物实验中，使用平台倾斜转移的平台转移牙种植体，结果与Baffone的结果相似，倾斜转移的平台转移牙种植体和无平台转移的牙种植体比较，对边缘骨吸收的影响无差别。这再次说明，必须在垂直于种植体中心轴的方向上，平台转移才能够起作用。平台

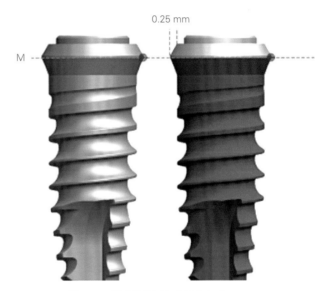

图3-17　平台转移面与水平方向成45°

转移牙种植体对减少边缘骨吸收的作用已经被大量的动物实验和人体临床试验结果证实，但是其对种植体周围软组织的影响不明显，还不能够给出明确的结论。

四、种植体表面设计对骨结合的影响

传统的牙种植手术治疗程序是将种植体植入患者牙槽骨后，等待3～6个月，待种植体与牙槽骨之间完成骨结合，种植体的稳定性已经足以承受生理咬合力后，再进行修复装冠。这对患者很不方便，有长达近半年的时间饮食不便，还要多次往返医院检查。缩短从种植体植入到完成修复的周期，关键是加快种植体周围骨生长速度，缩短种植体与牙槽骨形成骨结合的时间。在20世纪80到90

年代，中国及其他国家的生物材料专家，为了提高金属材料表面的生物活性，进行了金属表面生物活性化的研究。专家对钛金属表面进行了各种表面处理方法的研究，发现了多种能够使钛表面成为生物活性表面的处理方法，包括酸处理、碱处理、双氧水处理等。这些表面处理方法的效果已经在体外和动物实验中得到证实，能够显著加速新骨生成速度。

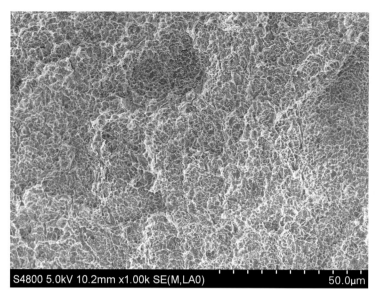

图3-18　SLA表面的扫描电镜照片

在这些研究结果的基础上，1997年瑞士士卓曼（Straumann）公司开发出一种钛表面处理方法，是采用喷砂粗化后，再用硫酸和盐酸混合水溶液腐蚀粗化后的表面。处理完成的表面呈现双重孔隙结构形貌（图3-18），喷砂在表面形成10～50 μm的大孔。酸蚀在喷砂大孔孔壁上腐蚀出1～2μm的小孔，小孔均匀布满大孔孔壁，酸蚀同时在钛表面形成厚度为4～6 nm的氧化层。士卓曼公司把这种表面称为SLA表面，SLA是"Sand-blasted 'Large grit' Acit-etched"的缩写，意思是大颗粒喷砂酸蚀。该项技术能够将骨结合时间从12周大大缩短至6～8周。此后，SLA便成为牙种植领域的"金标准"，而且迄今为止仍是业界公认的标杆。SLA表面刚制作完成时也是亲水性的，但是与空气接触一段时间后（通常不超过1周），钛表面的氧化层与空气反应会使表面由亲水性变成疏水性。如果能够使SLA表面一直保持亲水性，会使骨结合完成时间进一步缩短。2006，年士卓曼公司改进SLA技术，又开发出SLActive表面（活性亲水表面），SLActive表面能够将骨结合时间由SLA表面的6～8周进一步缩短至3～4周。这就使种植后的即刻修复成为可能。

制作SLActive表面的技术与SLA技术基本类似，不同之处是用SLA技术在氮气中制作种植体的亲水表面。制作完成SLA亲水表面后，立即把种植体浸泡在等渗透压的生理盐水（0.9%氯化钠溶液）包装瓶中保存，避免了与空气接触后亲水性的丧失。所以士卓曼的亲水表面牙种植体采用的是特殊包装，种植体浸泡在生理盐水中，并且用氮气保护。目前通用的普通包装不能够使SLA表面保持亲水性，所以在医院使用时，已经变成疏水性表面了。到目前为止，各种制作方法制作的亲水性表面的亲水性保持时间，还达不到3～4年这一临床使用产品要求的保持期。

为解决临床使用过程中快速恢复种植体亲水性的问题，在研究钛金属表面氧化层的光催化时，发现钛氧化层的亲水性可以通过一定波段的紫外光照射得到恢复。根据这个原理，研究人员开发了一种利用紫外光照射牙种植体表面，恢复SLA表面亲水性的设备，取名为"促种植体骨结合仪"

（图3-19）。这种设备可成功将SLA表面牙种植体经过30分钟照射后恢复亲水性。这么短的照射时间使得将其应用于临床成为可能。医生在准备植入手术的过程中，即可完成种植体表面亲水性的恢复。紫外光照射恢复钛氧化层的研究论文很多，这些研究中报道的照射时间很长，需要几个小时甚至一天以上，要应用于临床不太现实。

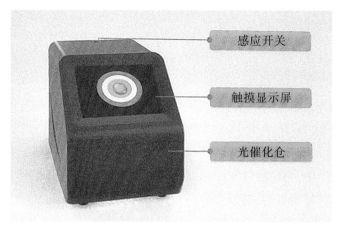

图3-19　促种植体骨结合仪

缩短需要的照射时间的关键是设备性能和制作的SLA表面的性能。如果制作的种植体表面最初不是亲水性的，或者亲水性不佳，紫外光照射也不会有效果。需要特别指出的是，刚刚制作完成的SLA表面的亲水性十分脆弱，包装时只能够用清洁金属镊子夹取，不能够用手套等接触。成品在包装中必须悬挂于钛金属环上，与医用塑料包装膜等材料长期接触都会改变其表面性质，使其亲水性无法恢复。图3-20是种植体亲水性检测的视频图像截图，左边是普通包装的SLA表面种植体，表现为疏水性，与血浆不浸润，右边是亲水性包装种植体，种植体表面表现出很强的浸润性，血浆紧贴种植体表面，并且往上爬。这种很形象的方法现在也用来测试处理后种植体的亲水性。

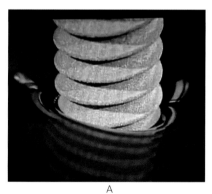
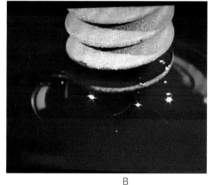

图3-20　种植体亲水性检测（A.种植体疏水性表面；B.种植体亲水性表面；士卓曼公司供图)

除了亲水性表面处理外，种植体表面螺纹形态、螺距、表面粗糙度等因素对种植体周围骨生长和形成骨结合也有影响，但是与SLA和SLActive表面技术相比，都显得次要得多，此节不再论述。

第五节　牙种植体的机械性能

牙种植体的机械性能非常重要，它关系到牙种植体植入体内后，能否在体内长期承受咀嚼产生的负荷，发挥其承担的生理功能。我国医药行业标准《钛及钛合金牙种植体》（YY0315—2023）对牙种植体的机械性能有详细规定，主要包括抗扭性能、紧固性能和疲劳极限三个方面。种植体的机械性能与其设计和制造密切相关，本节将对牙种植体的各项机械性能要求、意义、检测方法、性能与结构的关系等内容进行论述。

一、抗扭性能

咀嚼是一种方向变化的复杂运动，其对牙种植体产生的负荷方向也是多变的，可能有相对于种植体中心轴线方向的扭转力。种植体和基台之间的连接必须在扭转力的作用下保持稳定，抗扭性能就是对种植体–基台连接部位在扭转力的作用下保持稳定能力的定量表述。在种植体和基台之间施加一个扭转力，因为受力产生的弹性形变，基台会沿着力矩方向相对于种植体转过微小角度。如果扭矩过大，可能造成连接部位破坏。

国际标准ISO/TS 13498:2011规定了种植体–基台连接部位抗扭性能的测量方法，测量装置如图3-21所示。测量时，扭转驱动装置通过夹头扭转基台，转角通过扭转位移传感器转换成位移信号传到X–Y记录仪。扭矩大小通过扭矩位移传感器传到X–Y记录仪。X–Y记录仪将测量过程绘制成扭矩–角度曲线。在弹性范围内，转过的角度与扭矩大小成正比，在扭矩–角度曲线中是直线段。当力矩大小超过连接的弹性范围，扭矩–角度曲线偏离直线，如图3-22所示，图中S表示扭矩达到扭转屈服强度（M_{tors}）时，曲线X轴方向偏离该扭矩对应的直线达到2°，也就是比弹性范围应该偏转的角度

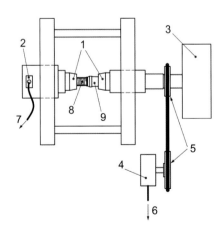

1.试样夹头；2.扭矩传感器；3.扭转驱动装置
4.扭转位移传感器；5.皮带轮；6.X–Y记录仪X轴输出；7.X–Y记录仪Y轴输出；8.种植体；9.基台

图3-21　抗扭性能测量装置

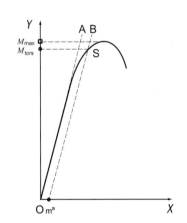

X，角度，Y，扭矩；
M_{max}，最大扭矩，M_{tors}，扭转屈服强度

图3-22　扭矩–角度曲线

多偏转2°。这表明种植体–基台连接产生了明显的不可恢复的塑性形变。应用中不允许扭力达到扭转屈服强度对应的扭矩值，因为这个扭矩值会使基台上的牙冠修复体方位变化不能够复原。曲线上 M_{max} 对应最大扭矩值，继续加扭矩会导致种植体–基台连接破坏。设计制造牙种植体时，必须要保证连接部位的扭转屈服强度远大于咀嚼产生的扭矩。医药行业标准《钛及钛合金牙种植体》（YY0315—2023规定，种植体–基台连接能够承受的扭矩应不低于50 N·cm（外连接）或70 N·cm（内连接），这表明正常生理负荷产生的扭矩不会达到50 N·cm。实际上，正常生理负荷产生的扭矩远小于50 N·cm，规定这么大是考虑到安全保险，即使长期疲劳也不会使连接破坏。

要使种植体–基台连接的抗扭性能达到规定值，对于六方连接，关键是六方配合深度要足够，六方配合的抗扭矩能力与配合深度呈正相关，六方配合深度越大，抗扭转性能强。抗扭性能还与六方配合精密程度相关，配合越精密，越能够达到设计的抗扭转能力，这与制作加工水平相关，设备精度要与设计精度要求相匹配。对于锥面连接，设计上主要通过选择合适的锥度配合锥面长度来实现。同样地，锥面加工精度也很重要。具体设计参数的选择，还要通过检测抗扭转能力以做出决定。

二、紧固性能

种植体和基台之间是通过中央螺丝连接在一起的，人工种植牙完成其承担的生理功能的基础是种植体–基台连接的可靠性。在本章第二节中央螺丝部分已经指出，导致早期的种植牙失效的一个主要原因是中央螺丝松动。为防止中央螺丝松动，一个有效的方法是预加载负荷，就是在用中央螺丝连接种植体和基台时，施加35 N·cm的扭矩紧固中央螺丝。这么大的扭矩会使中央螺丝产生少量弹性形变，紧压种植体和基台的连接部位，即使在咀嚼产生的扭转力矩作用下，因形变产生的力使中央螺丝始终保持紧压状态，中央螺丝也不会反旋松动。但是如果加工精度不够，中央螺丝与种植体内螺纹配合不好，或者种植体和基台的配合面匹配不好，都可能造成中央螺丝松动。

《钛及钛合金牙种植体》（YY0315—2023）规定，用中央螺丝紧固种植体和基台时，连接部位不得出现变形、断裂现象。在紧固扭矩为35 N·cm时，变形和断裂现象通常不会发生。关键点是规定用紧固扭矩拧紧种植体–基台后，再用螺丝起反旋使中央螺丝松开的扭矩值，必须大于紧固扭矩值的75%，也就是使中央螺丝松开的扭矩值，在紧固扭矩是35 N·cm时，必须大于26 N·cm。这个指标对机加工的精度提出了较高的要求。

紧固扭矩的检测设备是扭矩测定仪，精度要求是0.01N·cm。图3-23所示带显示屏的设备就是扭矩测定仪，右方类似手钻夹头的夹持装置上固定有牙种植体，测量者右手持扭力扳手通过插入基台螺丝孔的螺丝起旋转中央螺丝。随着旋紧程度增加，扭矩也增加，显示屏实时显示扭矩值。测量时，首先旋紧中央螺丝，直到显示的扭矩达到35 N·cm，保持5秒。然后反旋中央螺丝，随着扭矩增加，显示屏上扭矩值也逐渐增加，直到扭矩达到使中央螺丝松动的程度，这时显示的扭矩值必须大于26 N·cm才算合格。

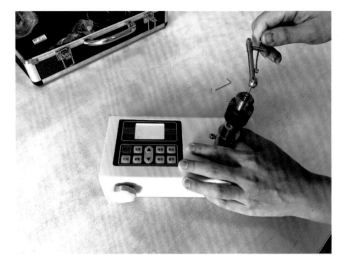

图3-23　扭转测定仪

三、疲劳极限

牙种植体属于长期植入器械，要求在体内行使功能10年以上，目前已有大量使用20年以上的病例。长期植入器械受到长期反复的生理负荷作用，部件很容易发生疲劳。发生疲劳时，牙种植体部件有可能在远小于静态破坏载荷的作用力下发生断裂破坏。因此，除了要求牙种植体的静态破坏载荷大于可能受到的最大生理载荷外，还必须要求在可能受到的生理载荷的长期作用下不发生疲劳断裂。牙种植体的疲劳断裂性能用疲劳极限表示，疲劳极限使用疲劳试验机测量，我国医药行业标准《牙科学　种植体　骨内牙种植体动态疲劳试验》［YY/T 0521—2018（等同于ISO 14801—2007）］详细规定了牙种植体动态疲劳性能的测量方法。疲劳试验机如图3-24所示，对于直基台牙种植体，牙种植体固定在基座的倾斜30°的孔道内，用刚性夹具固定，或用弹性模量大于3GPa的包埋材料固定。用与牙

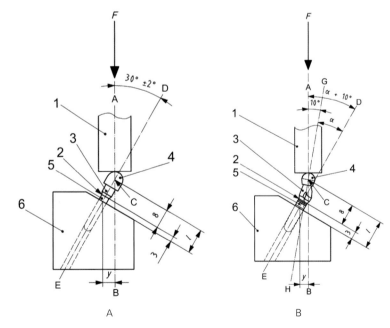

1.加载部件；2.标称骨平面；3.基台；4.半球形承载部件；5.种植体；6.试验基座

图3-24　疲劳试验机示意图(A.直基台；B.角度基台)

槽骨弹性模量相近的包埋材料固定，结果应该最符合体内实际。对于角度为 α 的角度基台，基座孔道的倾角是 $\alpha + 10°$。牙种植体埋置到植入时骨平面下方3 mm处，是考虑到牙种植体植入牙槽骨后，边缘骨会向根向移动，3 mm是边缘骨达到稳定时移动距离的典型值，埋置到此位置比较符合临床实际。基台上戴上半球形部件，是为了使负荷力始终通过半球球心。负荷值要按照正弦规律在最大负荷值和10%最大负荷值之间重复变化，在空气中测量时，载荷频率不能够大于15Hz，载荷重复次数设定为500万次（5×10^6次）循环。

做动态疲劳试验前，首先要做静态破坏试验，得到使牙种植体破坏（断裂或塑性变形）的静态破坏载荷。用静态破坏载荷值的80%作为载荷的最大值，用载荷的最大值的10%作为载荷的最小值。载荷在最大值和最小值之间按照正弦规律重复变化。如果通过500万次循环载荷牙种植体不破坏，就增加载荷值，重复试验，直到牙种植体破坏。疲劳极限就是试验中牙种植体能够承受的最大不破坏载荷值。静态破坏载荷与牙种植体的结构密切相关，断裂总是发生在牙种植体最薄弱部位，图3-25是个同规格种植体薄弱部位的示意图。由图可以看出，窄颈种植体的薄弱处壁很薄，直径3.3 mm种植体该处仅0.332 mm厚，承受侧向负荷能力

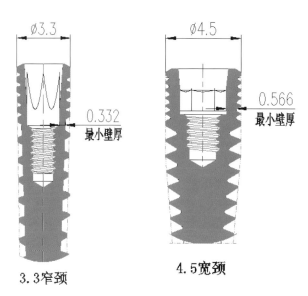

图3-25　种植体薄弱部位示意图

比较弱。直径4.5 mm的种植体，最薄弱处壁厚达到0.566 mm，承受侧向负荷能力会大得多。试验结果也证实以上推论。

选择直径3.3 mm和4.5 mm的牙种植体各3个，按照最恶劣情况进行静态破坏试验。选择连接30°角度基台，使牙种植体受到的侧向负荷分量最大，牙种植体最容易破坏。用中央螺丝连接30°基台后按照YY 0521—2009进行试验。图3-26展示了静态破坏载荷测量。图3-26B显示牙种植体已经按照图3-24的规定角度固定在基座上，图3-26C显示压头接触半球形承载部件，材料试验机以30 N/min的速度逐渐增加载荷，同时记录应力—应变曲线。由应力—应变曲线确定种植体-基台组合体破坏的载荷。试验结果见表3-1，直径3.3 mm窄颈牙种植体的最小壁厚仅0.332 mm，抵抗侧向负荷能力弱，静态破坏载荷264 N。因为各直径牙种植体的基台接口相同，种植体直径增大，最小壁厚也增大，抗侧向负荷能力增大，直径4.5 mm宽颈牙种植体静态破坏载荷增加一倍多，达到582 N。如果采用直基台，其静态破坏载荷会更大，直径3.3 mm的直基台窄颈牙种植体静态破坏载荷450 N。直径4.5 mm的直基台宽颈牙种植体静态破坏载荷能够达到800 N以上，可以用于磨牙区。直径4.5 mm以下的种植体，原则上不能够用于后牙区。

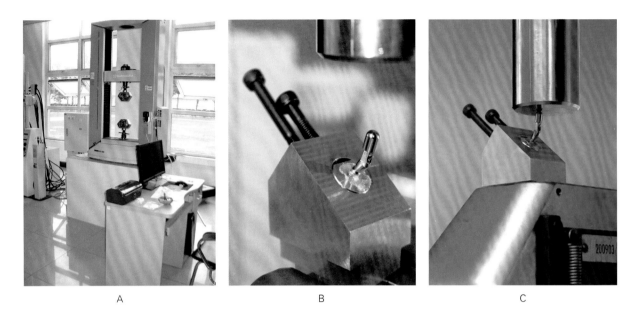

A   B   C

图3-26　静态破坏载荷测量（A.静态破坏载荷测量装置；B.材料试验机全貌；C.装在基座上待测牙种植体测试中）

表3-1　静态破坏载荷试验结果

试样规格	静态破坏载荷	
	测量值（N）	平均值（N）
规格为3312的 窄颈牙种植体	260	
	269	264
	262	
规格为4512的 宽颈牙种植体	539	
	583	582
	623	

　　在测量得到牙种植体的静态破坏载荷值后，以静态破坏载荷值的80％作为首次动态疲劳试验的载荷峰值（正弦变化加载的最大值），按照YY/T 0521—2009规定进行动态疲劳极限测试。图3-27所示为疲劳试验机正在试验中，试样基座和牙种植体固定方法与静态破坏载荷试验相同，区别只是加的载荷不是单向缓慢增大，而是按照正弦规律重复的载荷。对于直径3.3 mm的牙种植体，首次动态疲劳测试的载荷峰值取200 N（大约是静态破坏载荷值264 N的80％），载荷在20～200 N按正弦规律变化，加载重复次数设定为500万次，频率15Hz。图3-28显示的是一个周期内载荷和位移与时间的关系，载荷TD1在0.02～0.2 kN变化。

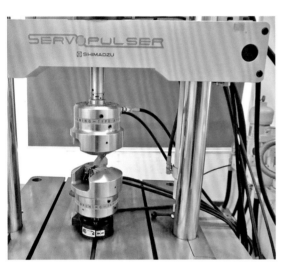

图3-27　疲劳试验机正在试验中

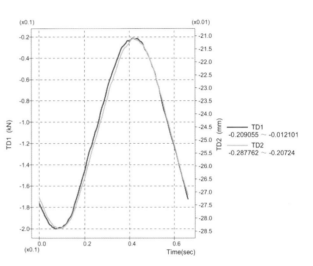

图3-28　载荷TD1及位移TD2随时间变化图

　　金属牙种植体在产生疲劳状态前，基本上是弹性体，其总弹性常数基本上由存储弹性常数（storagy spring constant）构成，损耗弹性常数（loss spring constant）代表试样的非弹性塑性部分，是疲劳特性的表征。如果损耗弹性常数显著增大，就表示试样开始发生疲劳。损耗弹性常数持续增大会导致试样不可恢复的变形，直至最后断裂。图3-29是疲劳试验机输出结果的部分截图，图3-29的结果表明，种植体-基台组合体在500万次负荷加载后，其力学性能基本保持试验前的状况，其弹性的存储弹性常数在500万次负荷加载后，仍然为总弹性常数（absolute spring constant）的大约99.9%，基本上与试验起始阶段相同，无疲劳产生的塑性增加现象。例如，试样在接受2万次负荷加载后，存储弹性常数是2.47961 kN/mm，总弹性常数为2.48389 kN/mm，存储弹性常数为总弹性常数的99.86%。500万次负荷加载后，存储弹性常数是2.40428 kN/mm，总弹性常数为2.40759 kN/mm，存储弹性常数仍旧为总弹性常数的99.86%。试样通过了500万次负荷加载后，可以增加载荷再次进行试验。直到载荷增加到试验在完成500万次循环之前，试样发生变形或断裂，则前一次试样的载荷值就是试样的疲劳极限。

Cycle count	Absolute spring constant	Storage spring constant	Loss spring constant	Damping factor	Loss factor
	kN/mm	kN/mm	kN/mm		
20000	2.48389	2.47961	0.14577	0.00155	0.05879
30000	2.48942	2.48605	0.12950	0.00137	0.05209
40000	2.49902	2.49524	0.13745	0.00146	0.05508
50000	2.51017	2.50559	0.15154	0.00161	0.06048
60000	2.52267	2.51918	0.13262	0.00141	0.05265
70000	2.48625	2.48249	0.13666	0.00145	0.05505
80000	2.48256	2.47862	0.13971	0.00148	0.05637
90000	2.48185	2.47838	0.13111	0.00139	0.05290
100000	2.47151	2.46799	0.13190	0.00140	0.05344
4500000	2.39649	2.39273	0.13428	0.00142	0.05612
4550000	2.40945	2.40597	0.12955	0.00137	0.05384
4600000	2.40683	2.40337	0.12887	0.00137	0.05362
4650000	2.41424	2.41087	0.12754	0.00135	0.05290
4700000	2.40936	2.40609	0.12547	0.00133	0.05215
4750000	2.41326	2.40937	0.13696	0.00145	0.05684
4800000	2.41277	2.40869	0.14017	0.00149	0.05819
4850000	2.40495	2.40172	0.12463	0.00132	0.05189
4900000	2.40472	2.40112	0.13164	0.00140	0.05483
4950000	2.41699	2.41379	0.12429	0.00132	0.05149
5000000	2.40759	2.40428	0.12623	0.00134	0.05250

图3-29　疲劳试验结果
（Cycle count，循环次数；Absolute spring constant，总弹性常数；Storage spring constant，存储弹性常数；Loss spring constant，损耗弹性常数）

◎ 参考文献

［1］ Dittmer S, Dittmer M P, Kohorst P. Effect. of implant－abutment connection design on load bearing capacity and failure mode of Implants[J]. Journal of Prosthodontics,2011, 20 (7)：510-516.

［2］ 林野. 当代牙种植体设计进步与临床意义[J]. 华西口腔医学杂志，2017, 35 (1)：17-28.

［3］ Sanz M, Noguerol B, Sanz-Sanchez I，et al. European association for osseointegration delphi study on the trends in implant dentistry in europe for the year 2030[J]. Clinical Oral Implants Research, 2019, 30 (5)：476-486.

［4］ Gracis S, Michalakis K, Vigolo P, et al. Internal vs. external connections for abutments/reconstructions: a systematic review [J]. Clinical Oral Implants Research, 2012, 23 (S6)：202-216.

［5］ Mangano C, Iaculli F, Piattelli A, et al. Fixed restorations supported by Morse-taper connection implants: a retrospective clinical study with 10－20 years of follow-up[J]. Clinical Oral Implants Research, 2015, 26 (10)：1229-1236.

［6］ Cho S C, Small P N, Elian N, et al. Screw loosening for standard and wide diameter implants in partially edentulous cases: 3- to 7-year longitudinal data[J]. Implant Dentistry, 2004, 13 (3)：245-250.

［7］ Shah F A, Thomsen P, Palmquist A. A review of the impact of implant biomaterials on osteocytes[J]. Journal of Dental Research, 2018, 97 (9)：977-986.

［8］ Wilson T G, Miller R J, Trushkowsky R, et al. Tapered implants in dentistry: revitalizing concepts with technology: a review[J]. Advances in Dental Research, 2016, 28 (1)：4-9.

［9］ Petrie C S, Williams J L. Comparative evaluation of implant designs: influence of diameter, length, and taper on strains in the alveolar crest. A three-dimensional finite-element analysis[J]. Clinical Oral Implants Research, 2005, 16 (4)：486-494.

［10］ Marković A, Calvo-Guirado J L, Lazić Z, et al. Evaluation of primary stability of self-tapping and non-self-tapping dental implants. A 12-week clinical study[J]. Clinical Implant Dentistry and Related Research, 2013, 15 (3)：341-349.

［11］ Zadeh H H, Guljé F, Palmer P J, et al. Marginal bone level and survival of short and standard-length implants after 3 years: an open multi-center randomized controlled clinical trial[J]. Clinical Oral Implants Research, 2018, 29 (8)：894-906.

［12］ Jung R E, Al-Nawas B, Araujo M, et al. Group 1 ITI consensus report: the influence of

implant length and design and medications on clinical and patient-reported outcomes[J].
Clinical Oral Implants Research, 2018, 29 (S16) : 69-77.

[13] Heo S J, Han C H, Chung J P. A three dimensional finite element analysis of the effect of seven implant designs on stress distribution[J]. J Kor Acad Prosthodont, 1997, 35: 609-621.

[14] Messias A, Nicolau P, Guerra F. Titanium dental implants with different collar design and surface modifications: a systematic review on survival rates and marginal bone levels[J]. Clinical Oral Implants Research, 2019, 30 (1) : 20-48.

[15] Sánchez-Siles M, Munoz-Cámara D, Camacho-Alonso F, et al. Crestal bone loss around submerged and non-submerged implants during the osseointegration phase with different healing abutment designs: a randomized prospective clinical study[J]. Clinical Oral Implants Research, 2018, 29 (7) : 808-812.

[16] Streckbein P, Streckbein R G, Wilbrand J F, et al. Non-linear 3D evaluation of different oral implant-abutment connections[J], Journal of Dental Research, 2012, 91 (12) : 1184-1189.

[17] Lin MI, Shen YW, Huang HL, et al. A retrospective study of implant-abutment connections on crestal bone level[J]. Journal of Dental Research, 2013, 92 (S12) : 202-207.

[18] Pjetursson B E, Zarauz C, Stasding M, et al. A systematic review of the influence of the implant-abutment connection on the clinical outcomes of ceramic and metal implant abutments supporting fixed implant reconstructions[J]. Clinical Oral Implants Research, 2018, 29 (S18) : 160-183.

[19] Canullo L, Fedele G R, Iannello G, et al. Platform switching and marginal bone-level alterations: the results of a randomized-controlled trial[J]. Clinical Oral Implants Research, 2010, 21 (1) : 115-121.

[20] Baffone G M, Botticelli D, Pantani F, et al. Influence of various implant platform configurations on peri-implant tissue dimensions: an experimental study in dog[J]. Clinical Oral Implants Research, 2011, 22 (4) : 438-444.

[21] Lee J, Fiorini T, Gamborena I, et al. Effect of platform shift on crestal bone levels and mucosal profile following flap surgery and subcrestal implant placement in presence/absence of gap defects[J]. Clinical Implants Dentistry and Related Research, 2016, 18 (2) : 217-225.

（陈继镛　本章部分绘图由刘斌工程师提供）

附表　在中国市场销售的主要代表性数控纵切自动车床

生产厂商	型号规格	最大加工棒料直径（mm）	主轴最高转速（r/min）	主轴电机功率（kW）	径向动力刀具最高转速（r/min）	最小设定单位（μm）	控制轴	刀排	可加工部件类型
普什宁江	CKN1112V	12	10000	1.5/2.2	4000	1	7轴控制	正面9，背面8，动刀4	牙种植体、基台等
瑞士TORNOS	GT 26B	25.4	10000	8.2/10.5	6000	1	7轴控制	正面8（4动刀），背面8（4动刀），B轴4动刀8正背面各4	牙种植体、多角度基台
德玛吉	Sprint 20-8	25	10000	5.6/3.7	7500	1	8轴控制	12固定刀位，2刀排6+6刀位（5动刀）	牙种植体、基台等
韩国韩华HANWHA	XD20V	20.0	10000	7.5	6000	1	7轴控制	正面13（7动刀），背面13（4动刀）	牙种植体、多角度基台
	XD20H	20.0	10000	7.5	6000	1	5轴控制	正面15（4动刀），背面4（2动刀）	圆柱链螺旋种植体等
	XD20J	20.0	10000	7.5	6000	1	5轴控制	正面15（4动刀），背面4	覆盖螺钉等
日本西铁城CITIZEN	L12	12	12000	6.1	10000	0.1	7轴控制	正面16，背面11（8+3动刀）	种植体、基台等轴类工件
	L20-9	25.4	10000	6.1	6000	0.5	9轴控制	正面20（10动刀），背面13（13动刀）	种植体等轴类带角度零件

续 表

生产厂商	型号规格	最大加工棒料直径（mm）	主轴最高转速（r/min）	主轴电机功率（kW）	径向动力刀具最高转速（r/min）	最小设定单位（μm）	控制轴	刀排	可加工部件类型
日本STAR	SB-20RG	20.0	10000	2.2/3.7	6000	1	7轴控制	正面6（4动力），固定对向挂架4把X2，动力挂架3把X2背面4	圆柱锥螺旋植入体
	SB-20RG	20.0	10000	2.2/3.7	6000	1	7轴控制	—	美学基台
	SB-20RG	20.0	10000	2.2/3.7	6000	1	7轴控制	正面13（5动力），背面8	定位柱
日本津上	B0125-Ⅲ	12.0	12000	2.2	8000	1	5轴控制	正面13（5动力），背面8（2动力）	转移帽套
	B0125-Ⅲ	12.0	12000	2.2	8000	1	5轴控制	正面13（5动力），背面8（2动力）	圆柱锥状种植体

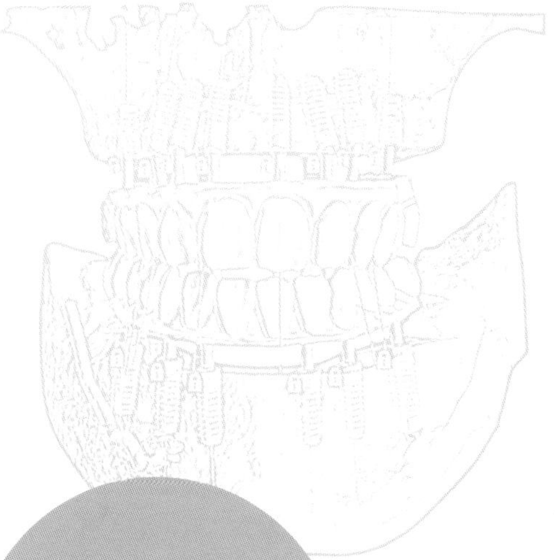

I 牙种植的概述

II 牙种植体的设计

III 牙种植体的精密机械结构

IV 牙种植体表面改性

V 牙种植体的生物力学

VIII 牙种植修复的评价体系

VII 种植X线的诊断分析和设计

VI 牙种植修复的临床路径

IX 牙种植体修复的微生物评价

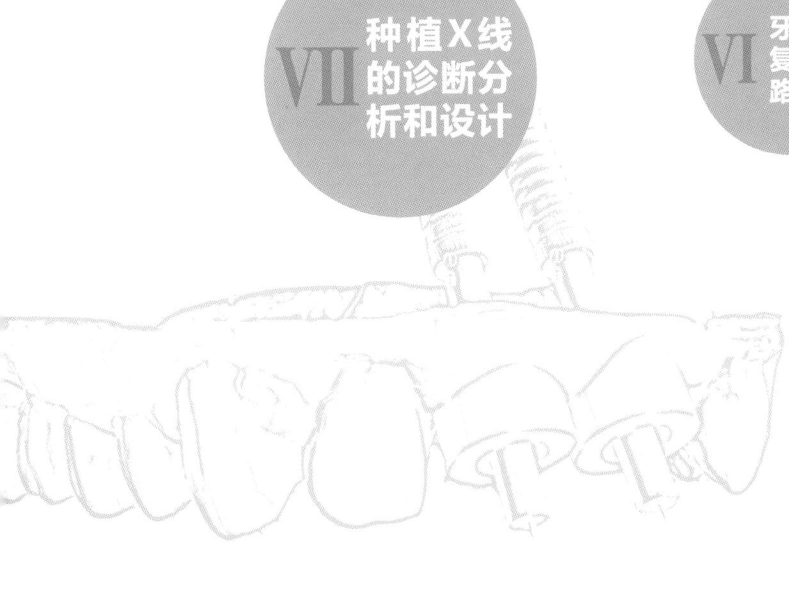

在临床应用的牙种植体材料中，钛及钛合金具有耐腐蚀性较好、强度高、密度小、弹性模量与人骨较为接近等优点，且其可以降低因应力屏蔽和应力集中而导致的植入失败，故而被广泛应用。但钛及钛合金作为惰性金属，缺少刺激成骨细胞和骨细胞增殖的能力，主要依靠与牙槽骨的机械性锁合提供固位力。将钛及钛合金进行表面活化处理，可增强种植体与骨的结合，预防种植体周围骨吸收。目前，通过研究种植体与生物宿主的相互作用机制，发现材料表面的化学成分、拓扑结构、表面能、亲疏水性等均会对材料与生物宿主之间的结合产生影响。

第一节　现有牙种植体主要表面改性的方法

随着临床医学对牙种植体的要求提高，全球牙种植体种类也层出不穷。自1965年Nobelpharma的创始人Brånemark首次将钛种植体应用于临床以后，纯钛逐渐发展成为主要的牙种植体材料。目前国际市场中主要以Noble Biocare、 Straumann AG、 Biomet 3i、Zimmer几种品牌体系为主。下面简要地介绍这几种主要的牙种植体的表面处理方法及其优点。

一、Noble Biocare体系

Noble Biocare前身是1981年在瑞典成立的Nobelpharma，其创始人Brånemark于1965年最早将钛种植体用于患者。Noble Biocare牙种植体主要的表面处理特色是采用微弧氧化的方法在牙种植体表面生成多孔且含有磷酸盐的氧化钛层，这种表面微结构具有良好的生物活性，并能促进新骨的形成，减少对周围骨组织的吸收。

二、Straumann AG体系

Straumann公司的前身是Dr Ing. Reinhard Straumann于1954年在瑞士Waldenburg成立的金属合金材料研究所。1974年Straumann公司生产第一颗牙种植体，并于1998年推出经典的SLA表面改性技术大颗粒喷砂酸蚀（sand-blasted large grit acid-etched, SLA），即先采用大颗粒喷砂技术在钛表面形成粗糙结构，再通过酸蚀刻技术在钛表面形成次级粗糙结构，SLA技术改性后表面的多级粗糙结构有利于细胞黏附。2005年，Straumann公司推出喷砂酸蚀活化处理型表面改性技术（SLActive®），在SLA的基础上，制备的种植体采用氮气干燥，并储存于生理盐水中运输，避免跟空气接触。SLActive改性方法使得种植体表面具有更好的亲水性，大大缩短种植的骨结合时间，具有更高的临床价值。

三、Biomet 3i体系

Biomet 3i的牙种植体表面处理主要有The OSSEOTITE® Implant System、The *3i* T3® Implant System和The NanoTite™ Implant System 三种主要系统。OSSEOTITE® Implant System采用混合酸进行酸蚀，从而增大种植体表面粗糙度。NanoTite™ anoTite酸蚀，是在OSSEOTITE® Implant System的基础上采用自组装的方法在其表面沉积分散纳米晶羟基磷灰石（discrete crystalline deposition, DCD），沉积的纳米尺寸的羟基磷灰石具有较好的结晶度，大大提高了总的比表面积，从而促进新骨的生长。

四、Zimmer体系

Zimmer公司的牙种植体采用两种处理工艺：MTX和MP-1® HAMTX。MTX采用羟基磷灰石颗粒喷砂处理机加工后的种植体表面，然后采用非腐蚀性的酸和蒸馏水清洗，去除种植体表面残留的喷砂材料。MP-1®HAμTX，则首先采用等离子体喷涂羟基磷灰石涂层，然后采用水热处理提高羟基磷灰石涂层的结晶度。

以上是目前临床应用较多的几种牙种植体体系，它们的共同点是通过提高表面粗糙度，增大牙种植体的表面积，从而提高表面能，更有利于新的骨组织在其周围形成。此外，还通过一些化学处理来提高表面能或是引入与骨组织具有类似结构的羟基磷灰石晶体来增加牙种植体的骨诱导性能。近些年，国产牙种植体也发展较快，其中代表性的有华西医科大学口腔医学院（现四川大学华西口腔医学院）卫生部口腔种植科技中心通过表面粗化进行改性的牙种植体、四川大学生物材料工程研究中心采用等离子喷涂羟基磷灰石获取的生物活性较好的羟基磷灰石涂层牙种植体，以及北京莱顿生物的BLB种植牙。但目前牙种植体在临床应用中仍有一定的失败率，牙种植体改性技术还有待进一步完善以满足临床需求。

第二节　牙种植体表面结构的物理改性技术

随着牙种植体表面改性技术的发展，目前主要采用的物理改性技术如下。

一、喷砂处理

喷砂处理是利用压缩空气形成的高速喷射束，向种植体表面喷射不同粒径的喷料，以改变种植体表面粗糙度的技术。喷砂处理能增加种植体的表面积，促进细胞的黏附和增殖，提高种植体的骨结合能力。在喷砂过程中调节喷砂介质粒度和喷射速率，可以改变钛种植体表面的微观形貌及粗糙度。降低粗糙度会减少小鼠成骨细胞MC3T3-E1在Ti6Al4V表面的黏附及相关蛋白的表达。喷砂酸蚀表面改性的过程是先采用大粒径喷料进行喷砂处理，获得10～30μm的一级粗糙结构，然后采用混合酸（盐酸、硫酸、磷酸、硝酸或其混合液）于高温下对种植体表面进行酸蚀处理，获得1～3μm的微孔形成的二级粗糙结构。一级粗糙结构有利于成骨细胞的黏附，二级粗糙结构能促进成骨细胞的增殖分化，这种多级粗糙结构的表面形貌有利于种植体和骨的结合。

二、等离子处理

（一）等离子喷涂

等离子喷涂是采用直流电驱动的等离子电弧作为热源，电离惰性气体形成等离子体，产生热量，将陶瓷、合金、金属等材料加热到熔融或半熔融状态，并高速喷向经过预处理的种植体表面，形成附着牢固的表面涂层的方法。等离子喷涂兼具沉积速率快、沉积厚度大及成本较低等优点。目前常用于临床的羟基磷灰石涂层，就是将羟基磷灰石颗粒经高温喷涂在种植体表面，快速冷却后形成的涂层。喷涂羟基磷灰石涂层的种植体植入体内后能促进骨结合，促进骨快速修复。但是羟基磷灰石涂层也存在一些缺点：涂层可能发生脆性损坏；涂层和基材之间会因为黏合强度的变化而发生分层，导致界面处的黏合性差；此外，涂覆过程也可能导致羟基磷灰石结构改变。近年来，多孔钛涂层也受到研究者的关注，大气等离子喷涂多孔钛涂层能提高钛种植体的骨结合能力。

（二）离子注入

离子注入是将离子束入射到种植体中，使离子束与种植体中的原子或分子发生物理和化学作用，入射离子能量逐渐损失，最后停留在种植体中，使种植体表面成分、结构和性能发生变化的改性技术。有研究表明，氮离子注入钛及其合金能改善其机械性能。有研究用N_2/H_2混合气体对钛合金进行离子注入改性，当混合气体注入时间达到90 min，最高可获得约88 nm氮渗透，改性后样品的硬度较未改性样品提高了47%。利用离子注入技术注入一些金属离子，可以改善钛的抗菌性能。有研究表明，利用离子注入技术在钛表面注入银离子，随着注入时间的延长，纳米银粒子粒径变大，改性后样品的耐腐蚀能力降低，但能抑制金黄色葡萄球菌和大肠埃希菌（大肠杆菌）的生长，增强成骨细胞样细胞系MG63的增殖。还有研究利用离子注入技术将铜和银分别注入钛合金，改性后的样品对大肠埃希菌和金黄色葡萄球菌都具有良好的抗菌性，摩擦系数也降低，但是银注入后的样品耐腐蚀能力略有降低。

三、物理气相沉积

物理气相沉积是在真空条件下将材料源表面气化，并低压沉积在种植体表面，形成功能性薄膜的技术。磁控溅射是一种较为成熟的物理气相沉积技术，采用该方法对种植体表面进行改性能增加骨–种植体的接触率，同时采用该方法制备的氧化钛薄膜具有较好的血液相容性。

四、激光处理

选择性激光熔覆（selective laser melting，SLM）技术是利用金属粉末在激光束的热作用下完全熔化，经冷却凝固而成型的一种技术。该技术在种植体表面改性方面具有广阔的应用前景。有研究使用SLM技术制造具有微米结构表面的钛合金Ti6Al4V种植体，然后通过电化学阳极氧化法将其进一步纳米结构化，形成二氧化钛纳米管（TNTs），随后通过羟基磷灰石涂层进行生物活化，使用人原代成骨细胞和细胞系模型检测改性后种植体的成骨特性，结果显示该技术改性能促进种植体表面成骨细胞成熟和表面矿化。SLM技术的不足之处在于，单纯使用SLM改性的钛种植体的粗糙表面可促进细菌黏附和生物膜形成，因此需要结合其他表面改性手段来赋予种植体抗菌功效。采用喷砂、阳极氧化和电化学沉积技术，在具有微米结构的SLM改性钛基板上构建二氧化钛复合纳米管结构，可提高SLM表面的抗菌功效。

第三节　牙种植体表面结构的电化学改性技术

一、阳极氧化

阳极氧化即通过放电氧化在金属表面形成氧化物薄膜，是一种十分成熟的金属材料表面改性技术。阳极氧化是在电场作用下，电解质中的正负离子向阴阳两极扩散，并发生氧化还原反应，钛表面氧化膜的形成与消失交替进行，最终在钛金属表面形成均匀的微纳米小孔或者小管。

在阳极氧化过程中，将待氧化的钛基材料固定在电解池的阳极，通过调控加载在两个电极之间的电压和处理时间可以调控生成的阳极氧化膜的性质，所生成的金属氧化物层可改变钛基材料的表面色泽、抗腐蚀性、硬度等性质。通过改变处理参数，在不同电解质中通过阳极氧化可以在钛基材料表面产生各种表面结构，如纳米管、纳米孔、纳米棒和微纳米纹理。

自然状态下，钛种植体表面氧化形成的是不具有生物活性的二氧化钛，经过阳极氧化处理后，种植体表面生成具有生物活性的金红石型二氧化钛（rutile）和锐钛矿型二氧化钛（anatase）。在国家"十三五"重点研发计划项目的支持下，四川大学研究团队采用阳极氧化法获得具有微纳米结构的多孔金红石型和锐钛矿型混合相的二氧化钛，二氧化钛结构表现出生物活性的同时，还表现出良好的抗菌抑菌性，获得了兼具生物活性和抗菌抑菌性的新型牙种植体。

阳极氧化表面处理方法中，电解质成分对氧化物层的组成具有较大的影响。将生物功能元素，如钙、磷、银和铜的盐溶解在电解质中，可将生物功能元素掺入氧化物中，从而对氧化物层组分和性质进行改性。仿生的含钙–磷的氧化物层具有与天然羟基磷灰石相近的钙磷比，可促进种植体–骨的直接接触。其他元素，如锶、锰和锌掺入氧化物层中，可促进骨结合及骨再生。为了减轻与植入物相关的感染，可以将银、铜和锌等抗菌元素掺入阳极氧化层中，以抑制细菌的初始黏附。在这些元素中，尽管银是最强的杀菌剂，但其爆发释放会引起细胞毒性反应。将铜引入阳极氧化层中，在掺入铜的样品上培养大鼠骨髓干细胞，细胞的血管生成相关因子和成骨相关基因表达均有上调，而且掺入铜的二氧化钛层具有良好的抗菌活性。

在氢氟酸电解质中进行阳极氧化可制备二氧化钛纳米管。纳米管具有空心的管状结构，其比表面积大、吸附能力强，使得钛的生物活性大大提高。通过阳极氧化法制造二氧化钛纳米管，随后用银沉积处理，能促进成骨细胞黏附和增殖，而且可作为纳米银的载体起到抑制细菌的作用。通过阳极氧化在钛基材料上制造的二氧化钛纳米管除了可直接调节细胞行为外，还可作为生物活性分子的载体，可通过改变纳米管尺寸来控制活性分子的释放。通过装载的生长因子（如骨形态发生蛋白–2）和二氧化钛纳米管的纳米级表面几何形状提供的协同效应，可以增强钛基种植体的骨结合。

二、微弧氧化

微弧氧化（microarc oxidation，MAO）是在有色金属表面原位生成具有生物活性涂层的改性技术，是阳极氧化技术的升级。通过调整电解液和相应电压或者电流参数，利用弧光放电产生的瞬时高温作用，可在钛及钛合金表面形成一层厚达数十微米，内层致密外层多孔的氧化膜。

MAO改性形成的微纳米生物活性钛氧化物层，可促进细胞在种植体表面的黏附，并增强附着力。在MAO氧化物层中掺入锌、钙和磷元素进行优化，其结合强度可高达45 MPa，显示出良好的诱导磷灰石沉积的能力，对大肠埃希菌和金黄色葡萄球菌也具有良好的抗菌能力。MAO氧化物层表面抗菌能力的提高取决于掺入元素的综合效果和MAO氧化物层的表面性质。利用MAO技术，用四硼酸盐电解质在钛表面制备一种新型的微纳米双尺度结构的二氧化钛氧化物层，该氧化物层表面形成结合有纳米孔的微米结构，表现出超亲水性，能显著促进人骨髓间充质干细胞的黏附、增殖及分化，并具有优异的骨结合作用，可以提高植入成功率。在含有钙、磷和硅元素的电解质中通过MAO技术在钛表面制备多孔二氧化钛氧化物层，该氧化物层具有较高的表面能和较大的表面粗糙度，较处理前能更好地促进成骨细胞的黏附和扩散。

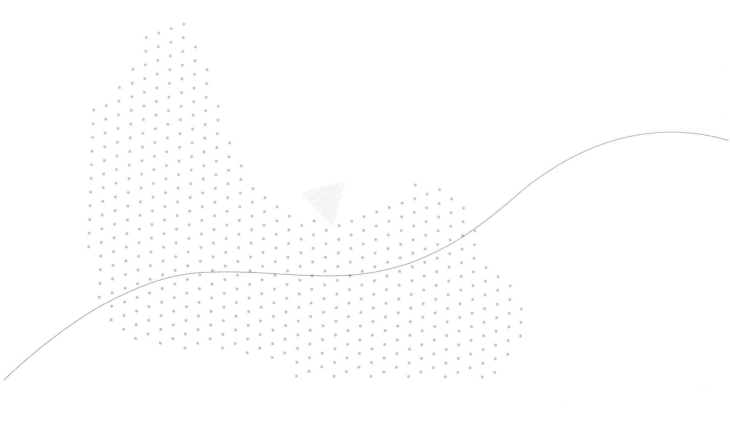

第四节　牙种植体表面结构的化学处理改性技术

一、碱热处理

　　碱热处理技术是将钛种植体浸入一定浓度的强碱溶液中处理一段时间，然后经300 ℃～800 ℃热处理得到多孔氧化层。钛种植体经过碱热处理后，表面粗糙度大大增加，经模拟体液浸泡后，微米级多孔结构的钛化合物作为形核点可以诱导羟基磷灰石沉积。

二、酸碱两步法处理

　　酸碱两步法处理技术是先用一定浓度的酸溶液腐蚀材料表面，以获得较大的表面积，然后再用一定浓度的碱溶液处理材料表面，获得一层粗糙的较厚的表面改性层。采用酸碱两步法处理材料时，酸处理步骤的主要作用是增加钛表面的粗糙度，而且先使用酸处理较单纯使用碱热处理的钛表面更能促进羟基磷灰石的快速沉积，且沉积的羟基磷灰石与钛基底的结合强度更强。

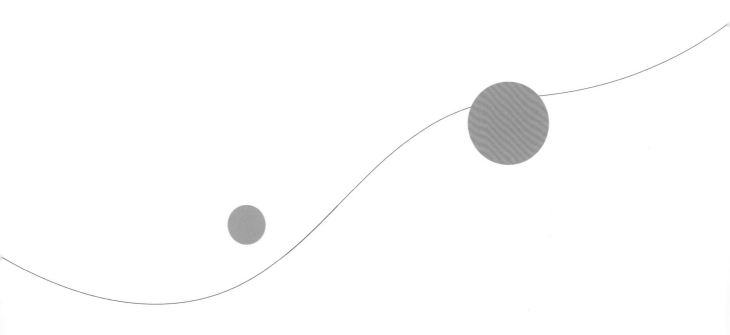

第五节 牙种植体表面结构的生物活性改性技术

一、自组装技术

自组装技术是指基本结构单元自发形成有序结构的一种技术。层层自组装（layer-by-layer self-assembly，LBL）技术是利用带电基板在带相反电荷的聚电解质溶液中交替沉积，制备聚电解质多层膜的方法。采用LBL技术，将透明质酸钠和壳聚糖（CHI）、小干扰RNA（sodium hyaluronate and chitosan/siRNA，简称CS / siRNA）纳米颗粒作为聚阴离子和聚阳离子，可分别在光滑的钛表面上构建多层薄膜，改性后的钛表面可显著促进成骨细胞分化。以纳米银粒子、壳聚糖和透明质酸为原料可建立溶菌酶多层涂层，能有效预防早期种植体感染。有研究表明，在钛基底上制备载有纳米银颗粒（NPs）的二氧化钛纳米管阵列，然后通过LBL技术将壳聚糖和海藻酸二醛（ADA）生物活性多层膜沉积到载银二氧化钛纳米管阵列上，由于银离子的释放，LBL样品对金黄色葡萄球菌和大肠埃希菌表现出明显的抗菌活性。通过检测细菌黏附和活力，可见制备的银掺入平台能够明显抑制细菌的黏附和生长。

二、生物分子吸附

吸附是指种植体表面通过分子间作用力或者化学键吸附周围介质中的分子或者离子的现象。将壳聚糖、海藻酸钠和果胶通过共价键合到钛合金Ti6Al4V表面能促进成骨细胞的增殖和分化。通过碱热处理制备具有超亲水性和带负电表面的多孔钛种植体，吸附带正电荷的鱼精蛋白/藻酸盐/鱼精蛋白涂层（protamine/alginate/protamine，TiAH-Pro / Alg / Pro），进一步在涂层表面固定外源性骨形态发生蛋白-2实现基底层的生物功能化，吸附的鱼精蛋白/藻酸盐/鱼精蛋白涂层能有效抑制吸附蛋白的初始爆释，实现蛋白质的均匀分布和持续释放。与未处理的钛相比，经吸附鱼精蛋白/藻酸盐/鱼精蛋白处理后的钛在初始阶段即显示出良好的细胞相容性并可促进细胞黏附。将无机和有机表面改性相结合可以增加植入材料骨结合的潜力。

第六节　牙种植体亲水表面的制备

种植体表面润湿性影响种植体和周围生理环境之间的相互作用。种植体表面润湿性通常受表面能、表面化学成分及表面形貌的影响。种植体植入体内后，表面能和亲水性将影响生理相互作用，首先是调节蛋白与种植体表面的相互作用，其次是调节细胞与改性表面的相互作用。亲水性表面可以增加纤连蛋白的吸附，从而促进骨结合阶段成骨细胞的初始黏附。因此亲水性的钛表面能促进种植体的早期骨结合。

由于亲水表面的一系列积极性生物学响应，学者们采用了多种方法来改善材料表面的亲水性，以提高种植体表面的润湿性，如喷砂酸蚀表面亲水活化（sand blasted/acid-etched active, SLA-active）处理、紫外辐照（UV-A）处理等。

一、喷砂酸蚀表面亲水活化处理

喷砂酸蚀（sand blasted/acid-etched）表面和亲水活化处理的喷砂酸蚀（sand blasted/acid-etched active）表面具有相同的表面微观结构。喷砂酸蚀表面及其亲水活化处理后表面的主要区别在于，活化处理表面是种植体在喷砂酸蚀后在无污染的氮气环境中进行操作，使其储存在生理盐水中，防止种植体表面碳化污染。

通过喷砂酸蚀处理形成的超亲水表面，可更多更快地吸附血液中的多种蛋白质。喷砂酸蚀处理可以获得良好的生物活性表面。有研究表明，种植体进行亲水性改良处理后能提高骨愈合过程中的初期稳定性，modBAE表面比BAE表面更能促进成骨细胞分化。在细胞培养实验中，modBAE表面较BAE表面更能促进细胞黏附；在成年小猪的上颌骨植入实验中，modBAE表面能更快促进骨组织愈合。

二、紫外辐照处理

由于锐钛矿型二氧化钛是一种非常有效的光催化剂，是带隙为3.2 eV的半导体，波长短于400 nm的紫外线可以将电子填充的价带中的电子激发到空导带，在价带中留下正空穴。在O_2和H_2存在的条件下，空穴和电子产生各种活性自由基和阴离子过氧化物分解有机化合物。因此UV-A辐射是改善光催化二氧化钛表面润湿性的有效方法。最近的研究表明，与未经处理的表面相比，紫外线照射后钛表面状态的变化可加速蛋白质吸附并进一步促进二氧化钛的骨结合。紫外辐照处理后钛种植体表面的骨结合能力增强，可快速实现钛种植体与骨组织之间的结合。

第七节　牙种植体基台微纳米结构的制备技术

牙种植体的基台用于连接种植体和牙冠部分。种植体-基台连接处为牙种植体固定装置的最薄弱点，容易被细菌侵袭感染从而引起种植体周围炎。早期研究表明，牙种植体基台上的生物膜形成会损害软组织与基台表面的整合，生物膜进一步迁移到种植体周围可能导致局部黏膜炎并最终导致种植体周围炎。上皮和结缔组织纤维在粗糙表面可以形成更好的生物封闭，牙种植体的基台应具备适当的表面粗糙度，但粗糙的基台表面也有利于细菌黏附，使种植体周围软硬组织遭受病原微生物侵袭的可能性增加，因此牙种植体的基台应具备适当的表面粗糙度，同时应兼具一定的抗菌抑菌性能。

在种植体表面通过物理或者化学结合的方式固定一层具有抗菌作用的物质，可获得抗菌性涂层。有研究表明，在钛表面构建阳离子抗菌肽与羟基磷灰石相结合的涂层可以对抗铜绿假单胞菌的定植。壳聚糖本身具有杀菌作用，可用作药物洗脱涂层。有学者在阳极氧化法制备二氧化钛纳米管的过程中载入羟丙基三甲基氯化铵壳聚糖，经体外实验证明，该壳聚糖涂层可以抑制金黄色葡萄球菌和表皮葡萄球菌的黏附。采用带正电荷的聚合物充当表面活性剂，与带负电的细菌表面相互作用，可破坏细菌细胞壁和细胞膜，导致细菌细胞裂解。还有研究将甲基丙烯酸酯-乙二醇甲基丙烯酸酯磷酸盐接枝至钛合金Ti6Al4V表面，与大肠埃希菌、表皮葡萄球菌和变异链球菌培养液共培养时，表面黏附细菌的覆盖率大幅度降低，由此推测，该涂层可以减少与细菌相关的感染。

除了表面纳米粗糙度外，表面化学组分也在软组织和生物膜附着中起作用。为了促进牙种植体基台软组织整合，可采用阴极极化的电解方法，在基台表面产生氢化物，从而改善成纤维细胞生长，降低有害细菌在基台表面黏附的概率。

近年来，对于钛种植体表面的改性方法较多，均以提高种植体与骨之间的生物嵌合及降低钛种植体表面细菌黏附作为核心目标。目前各种改性方式均取得了一定的进步，但仍存在不足。例如，通过微弧氧化制备的微孔二氧化钛层具有良好的生物活性和机械性能，但在不同形态表面的均匀性有待进一步提高；羟基磷灰石涂层是最常应用的涂层，具有优异的生物相容性，但是其内在的脆性有待进一步克服。总之，每种表面改性技术都有各自的特点，仍需要发展并优化更多的表面改性方法以服务于临床治疗。

◎ 参考文献

［1］　Cheng Q Y，Xie Y H, Wang X Y. Advances in dental implant surface modification [J]. Chinese Journal of Oral Implantology, 2016, 21 (4)：189–195.

［2］　Kim H, Choi S H, Ryu J J, et al. The biocompatibility of SLA–treated titanium implants [J]. Biomedical Materials, 2008, 3 (2)：025011.

［3］　Kim H W, Koh Y H, Li L H, et al. Hydroxyapatite coating on titanium substrate with titania buffer layer processed by sol–gel method [J]. Biomaterials, 2004, 25 (13)：2533–2538.

［4］　Moroni A, Caja V L, Sabato C, et al. Bone ingrowth analysis and interface evaluation of hydroxyapatite coated versus uncoated titanium porous bone implants [J]. Journal of Materials Science：Materials in Medicine, 1994 (5)：411–416.

［5］　Wan Y Z, Raman S, He F, et al. Surface modification of medical metals by ion implantation of silver and copper [J]. Vacuum, 2007, 81 (9)：1114–1118.

［6］　Andersen O Z, Offermanns V, Sillassen M, et al. Accelerated bone ingrowth by local delivery of strontium from surface functionalized titanium implants [J]. Biomaterials, 2013, 34 (24)：5883–5890.

［7］　Santos E, Osakada K, Shiomi M, et al. Fabrication of titanium dental implants by selective laser melting[J]. Proceedings of SPIE：The International Society for Optical Engineering, 2004, 25 (6)：1003–1010.

［8］　Qin J, Yang D, Maher S, et al. Micro– and nano–structured 3D printed titanium implants with a hydroxyapatite coating for improved osseointegration [J]. Journal of Materials Chemistry B, 2018, 6 (19)：3136–3144.

［9］　Yang B，Uchida M, Kim H M，et al. Preparation of bioactive titanium metal via anodic oxidation treatment [J]. Biomaterials, 2004, 25 (6)：1003–1010.

［10］　Zwilling V, Boutry–Forveille E, Boutry–Forveille A, et al. Structure and physicochemistry of anodic oxide films on titanium and TA6V alloy [J]. Surface and Interface Analysis, 1999, 27 (7)：629–637.

［11］　Gong D W, Grimes C A, Varghese O K, et al. Titanium oxide nanotube arrays prepared by anodic oxidation [J]. Journal of Materials Research, 2011, 16 (12)：3331–3334.

［12］　Ribeiro A R, Oliveira F, Boldrini L C, et al. Micro–arc oxidation as a tool to develop multifunctional calcium–rich surfaces for dental implant applications [J]. Materials Science &

Engineering C, Materials for Biological Applications, 2015, 54：196–206.

［13］　Du Q, Wei D, Wang Y, et al. The effect of applied voltages on the structure, apatite–inducing ability and antibacterial ability of micro arc oxidation coating formed on titanium surface [J]. Bioactive Materials, 2018, 3 (4) : 426–433.

［14］　Zhang Y, Chen Y, Kou H, et al. Enhanced bone healing in porous Ti implanted rabbit combining bioactive modification and mechanical stimulation [J]. Journal of the Mechanical Behavior of Biomedical Materials, 2018, 86 : 336–344.

［15］　Gittens R A, Scheideler L, Rupp F, et al. A review on the wettability of dental implant surfaces II: biological and clinical aspects[J]. Acta Biomaterialia, 2014, 10 (7) : 2907–2918.

［16］　Eriksson C，Nygren H. Polymorphonuclear leukocytes in coagulating whole blood recognize hydrophilic and hydrophobic titanium surfaces by different adhesion receptors and show different patterns of receptor expression[J]. Journal of Laboratory and Clinical Medicine, 2001, 137(4) : 296–302.

［17］　Kopf B S，Sylvie R，Simon B，et al. The role of nanostructures and hydrophilicity in osseointegration: in–vitro protein–adsorption and blood–interaction studies [J]. Journal of Biomedical Materials Research Part A, 2015, 103 (8) : 2661–2672.

［18］　Rupp F, Haupt M, Klostermann H, et al. Multifunctional nature of UV–irradiated nanocrystalline anatase thin films for biomedical applications[J]. Acta Biomaterialia, 2010, 6(12) : 4566–4577.

［19］　Heuer W, Elter C, Demling A, et al. Analysis of early biofilm formation on oral implants in man[J]. Journal of Oral Rehabilitation, 2007, 34(5) : 377–382.

［20］　Al–Radha A S D, Dymock D, Younes C, et al. Surface properties of titanium and zirconia dental implant materials and their effect on bacterial adhesion[J]. Journal of Dentistry, 2012, 40(2) : 146–153.

（杨帮成　包崇云）

II 牙种植体
的设计

I 牙种植
的概述

III 牙种植体
的精密机
械结构

V 牙种植体的
生物力学

IV 牙种植体
表面改性

VII 种植X线
的诊断分
析和设计

VI 牙种植修
复的临床
路径

VIII 牙种植修
复的评价
体系

IX 牙种植体修
复的微生物
评价

牙种植体的生物力学是种植修复成功不可忽视的一个重要方面，过大或过小的应力均可引起牙周骨组织的吸收或萎缩，从而导致种植修复的失败。

第一节　牙种植体生物力学概述

牙种植体植入后，种植体与骨形成骨性结合，咬合力通过牙冠、基台、中央螺丝传递至种植体及周围骨组织，若咬合力过大或过于集中，就可能加速种植体周骨质的吸收、破坏，最终导致种植体松动脱落。因此，评价牙种植体的生物力学特性引起众多学者的关注。本节将介绍牙种植体生物力学中的基本概念及研究方法。

一、牙种植体生物力学基本概念

（一）力

力是口腔生物力学的基本概念之一。力是物体之间的相互机械作用，其作用效果是使物体的运动状态和（或）形状发生改变，前者是力的运动效应，后者是力的变形效应。一般说来，这两种效应是同时存在的。

（二）约束和约束反力

1. 约束　能在空间做任意运动的物体称为自由体，但是实际情况下，物体在空间的运动往往受到限制，被称作非自由体。由周围物体构成的阻碍非自由体运动的限制条件，称为该非自由体的约束，如血液受到血管的约束只能在血管中流动。

2. 约束反力　约束限制物体的运动，改变物体的运动状态。因此，约束对物体的作用就是力的作用。约束对物体的作用力称为约束反力。约束反力以外的力称为主动力。

（三）应力与应变

1. 载荷　载荷通常指施加于机械或结构上的外力。载荷可以从不同的角度进行分类：①根据大小、方向和作用点是否随时间变化可以分为静态载荷和动态载荷；②根据载荷分布情况可分为集中载荷和分布载荷，其中分布载荷又可分为体载荷、面载荷和线载荷3种；③根据载荷对杆件变形的作用可分为轴向拉伸或压缩载荷、弯曲载荷和扭转载荷等。几种载荷联合作用时，则称为复合载荷。

2. 内力　物体受到外力作用而发生变形时，其内部各质点的相对位置要发生改变，各质点的原有相互作用力也发生改变，这个因为外力作用而引起的质点之间内力的改变量，就是力学中所研究的内力。

3. 应力　指单位面积上内力的大小。若外力均匀且垂直作用于受力面，则应力可用以下公式表示：

$$应力 = \frac{内力}{截面面积}$$

应力的国际单位为牛顿每平方米（N/㎡），或称为帕斯卡，简称帕（Pa），常用单位包括千帕（kPa）、兆帕（MPa）等。

4. 应变　是描述物体在外力的作用下其形状变化的量。

应力-应变曲线（图5-1）：用于表示应力和应变之间关系的曲线。应变很小时，根据胡克定律，其应力-应变曲线为一直线，当应变较大时，该曲线将偏离直线。

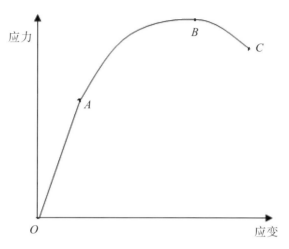

图5-1　应力-应变曲线

（图中*OA*为弹性部分，*ABC*为塑性部分，*A*为屈服点，*C*为断裂点）

（四）材料的基本变形

材料受到载荷作用后，有一种抵抗载荷作用的能力，产生应力而发生变形，一般材料受载后有拉伸或压缩、剪切、弯曲、扭转等四种基本变形形式。

直杆的两端受到一对等值、反向、作用线沿杆轴线的力时，杆的变形主要是轴线方向的伸长或缩短，此变形称为拉伸或压缩变形。

直杆在垂直于轴线的平面内，有一对垂直于杆轴，但方向相反的横向力作用时，其发生的变形为该两截面沿横向力方向发生相对的错动，此变形称为剪切变形。

直杆受到垂直于轴线的外力或在包含轴线的平面内的力偶作用时，杆的轴线发生弯曲，此变形称为弯曲变形。

直杆在垂直于轴线的平面内，受到大小相等、方向相反的力偶作用时，各横截面相互发生转动，此变形称为扭转变形。

实际上，材料受到载荷作用后所发生的变形往往并不单纯是某一种基本变形，而是两种或更多的基本变形形式的组合，称为组合变形。

（五）种植体连接界面

目前临床上使用的牙种植体绝大多数是二段式种植体，其组成部分包括种植体、中央螺丝、基台、牙冠。中央螺丝将种植体与基台连接并固定在一起，咀嚼时咬合力通过牙冠、基台、中央螺丝传递至种植体及周围骨组织。种植支持修复体在功能状态下存在多个接触界面，主要包括种植体-骨界面和种植体系统内各个部件的连接界面，后者又包括种植体-基台界面、基台-中央螺丝界面、种植体-中央螺丝界面等。种植体连接界面示意图见图5-2。

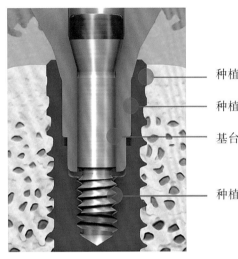

种植体-骨界面

种植体-基台界面

基台-中央螺丝界面

种植体-中央螺丝界面

图5-2　种植体连接界面示意图

种植体-骨界面存在骨结合和纤维骨性固位两种基本固定形式。骨结合是指骨组织与种植体直接接触，其间没有任何软组织，牙种植体承受的负荷能通过这种直接接触持续不断地传递分散到周围骨组织。纤维骨性固位是指种植体周围存在结缔组织包裹而缺乏骨结合时骨组织分泌的粘着性骨基质形成的一种植体界面，此种界面状态对种植体没有锚固作用，种植体缺乏负重能力，且易受细菌等侵袭。生物学研究表明种植体-骨界面的应力水平应在一定的范围之内，应力过高会导致长期服役过程中骨水平吸收下降，应力过低可导致骨质疏松。

种植体-基台界面是指种植体与基台连接形成的一个与周围软硬组织相通的对接界面。基台连接方式可分为外连接和内连接，内连接又分为平台对接和平台转移。不管采用哪种连接方式，种植体与基台之间通常为面接触，承受压应力。由于分段式的设计及加工工艺的限制，种植体-基台界面始终存在微小间隙，使其在服役过程中发生微动，此微动可分解为水平向和垂直向的位移移动，垂直于界面的分量导致微间隙的产生，平行于界面的分量导致基台沿种植体滑动的效果。微动在种植体-基台界面产生疲劳应力累积，引起接触界面的微动损伤，同时微动可引发种植体-基台界面的微泵效应，加剧种植体内腔的物质发生微渗漏。口腔功能状态下，种植体-基台界面微动、微间隙、微渗漏并非独立存在，三者之间存在协同交互作用，与种植修复的各种机械生物并发症的发生密切相关。

中央螺丝通过预紧扭矩将基台和种植体连接在一起，因此，其接触界面形式复杂，既有与基台内表面的面接触，即基台–中央螺丝界面，又有与种植体内螺纹的螺纹接触，即种植体—中央螺丝界面。功能状态下，牙种植体承受不同大小、不同方向及种类的周期性交变载荷，中央螺丝应力状态十分复杂。再加上中央螺丝尺寸细小，螺杆平均直径为1.2～1.6 mm，失效风险大。故在整个种植体系统中，中央螺丝界面是失效风险最大的区域之一，尤其是螺杆与第一螺纹交界处，易发生疲劳断裂。中央螺丝作为机械连接最薄弱的区域，其松动可能是不适当的种植修复生物力学设计和（或）力过大的早期预警。种植体–基台界面（implant–abutment interfaces, IAI）各部件微动情况有限元分析结果如图5–3所示。

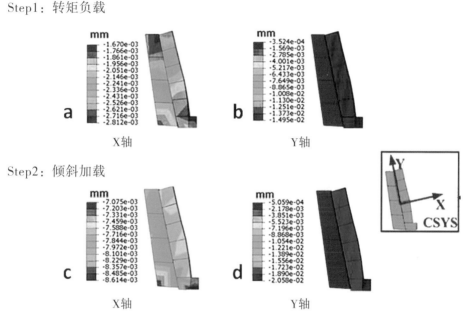

图5-3　种植体–基台界面各部件微动情况有限元分析结果

二、牙种植体的生物力学研究方法

目前的生物力学研究热点在于牙种植体各连接界面的材料变形的研究，主要研究方法有以下几种。

（一）牙种植体电阻应力测试法

电阻应力测试法（以下简称电测法）是以电阻应变片为传感器，将构件的应变转换为连接电桥中电阻应变片的电阻变化，测量电桥输出端电压的变化，通过相应的换算关系，最终获得测量构件的应力变化值（图5–4）。电测法具有灵敏度与精确度较高、可现场测定等优点，可用于各种复杂环境下测量多种力学参数。

但电测法只能逐点测量物件表面的应变，且仅能获得应变片所在位置的应变平均值，不能直观得出构件应力分布的全貌，尤其在条件恶劣时误差较大。由于电测法是一种单点应变测量技术，在测量复杂构件表面应力梯度较大点的应力状态时，需事先分析测点位置，并准确粘贴应变花，这使测量过程变得比较复杂。

电测法是牙种植体应力分析中的一种基础检测方法，可用于同时对多颗牙种植体进行应力分析，也可测定牙种植体内部结构的应力分布情况，便于直接测定力学数值。

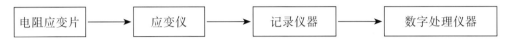

图5-4　电测法测量系统简易图

（二）光弹应力分析法

光弹应力分析法利用光敏材料（如环氧树脂等）制成和实物几何形状相似的模型，模拟实际受力后的状态，以偏振光透过模型，由于应力的存在，产生光的暂时双折射现象，再透过分析镜后产生光的干涉，得到等倾线和等差线的图像，据此推算出构件内的应力大小、方向及分布情况（图5-5）。这种方法直观性强、可靠性高、适应性广，能求出在各种复杂条件下的全部应力状态。但光弹应力分析法不能把材料力学和弹性理论联系起来，不能计算出模型内任意处的应力值和位移值。

光弹应力分析法可分为二维光弹法和三维光弹法。三维光弹法包括冻结切片法、三维全息光弹法、散光法等，其中冻结切片法最常用。冻结切片法是将受力的弹性模型降温至材料的冻结温度，经过一段时间的恒温，再将模型缓慢升至室温，然后卸去载荷，此时测量模型可见到应力条纹图案，即模型承受载荷时产生的双折射现象被永久地保存下来，这种现象被称为"冻结应力"。光弹应力分析法具有直观性强和能分析复杂构件的优点，是口腔生物力学常采用的研究方法。目前光弹应力分析法主要用于种植覆盖义齿应力分析和种植体-基台界面应力分析。

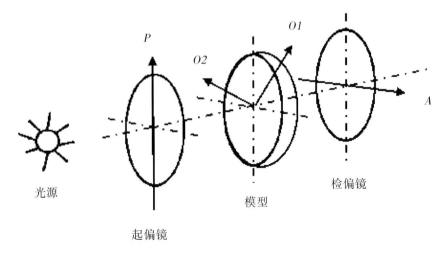

图5-5　光弹应力分析法原理

（三）数字图像相关分析法

20世纪70年代以前，生物力学研究和应力分布的检测多采用电测法和光弹应力分析法，均属于实验应力分析法。随着计算机的发展和应用，数字图像相关（digital image correlation，DIC）分析法应用逐渐广泛，是当前实验力学领域最活跃也最受关注的光测力学方法之一。

DIC分析法是应用计算机视觉技术的一种图像测量方法，是一种非接触的，用于全场形状、变形、运动测量的方法。DIC分析法原理见图5-6。

该方法基于数字图像处理和数值计算的非干涉变形，与其他基于相干光波干涉原理的光测方法（如电子散斑干涉法、云纹干涉法）相比，DIC分析法具有其明显和独特的优势：

（1）仅需要一个（2DDIC）或两个数字相机（3DDIC）拍摄变形前后被测物体表面的数字图像，其光路布置、测量过程和试样准备简单。

（2）无需激光照明和隔振，对测量环境要求较低。

（3）可与不同时间分辨率和空间分辨率的数字成像设备（如高速摄像机、光学显微镜、扫描电子显微镜）直接结合，因此适用测量范围广泛，可用于固体材料和结构表面位移、变形和形貌测量。

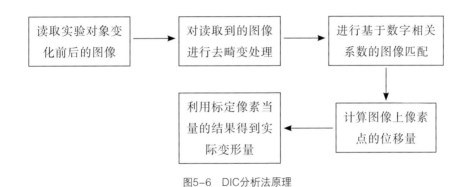

图5-6　DIC分析法原理

在牙种植体生物力学研究领域，DIC分析法作为一种灵活、有效和功能强大的变形测量手段，不仅能够显示牙种植体表面的细微变化，而且可以实现应力场传递的完整测量。近期有研究发现，DIC分析法测量过程中由于离面位移和摄像机的噪声而产生较大的误差，并针对此问题探索出修正系数k来修正误差，其效果比较满意。

DIC分析法可进行种植体-基台界面应力分析，也可研究种植体支持组织的应力传递情况。有学者还用DIC分析法对冠修复方式进行了研究。

（四）有限元分析法

有限元分析（finite element analysis，FEA）是一种与计算机技术结合的数值分析方法，基本原理：将物体划分为由有限数量的单元相互连接而成的几何实体，并将单元顶点作为力在单元间传导的途径，每个单元的力学效应的总体效果反映出物体的整体力学特征。有限元分析法可以对复杂的构件进行应力分析，能够模拟口腔内多变的生物力学过程，通过计算机软件ABAQUS、ANSYS、

COMSOL等进行高效求解，代替实验测试，节省成本，已被广泛应用于口腔生物力学的研究中。

　　FEA技术应用于牙种植体的研究已有四十余年历史，但其分析结果的准确性和科学价值很大程度上取决于模型的几何相似性和力学相似性。由于牙种植体及牙颌组织形态结构的复杂性及计算条件限制，早期的大部分研究将其简化为二维对称平面模型，并将各材料均假设为均质性、各向同性的线弹性材料，分析了一些特定问题，对早期牙种植体的研究和设计做出了贡献，但结果与实际情况差异较大。目前，应用于牙种植体领域中的有限元分析法已由二维转化为三维，基于CT图像通过计算机软件构建更为符合解剖学特征的三维模型已成为比较成熟的技术。在力学相似性方面，由于牙槽骨及颌骨表现出明显的非均质性和各向异性，目前较多采用线弹性的各向异性本构模型进行表述。

　　目前，有限元分析法在牙种植体领域中的应用主要包括指导种植体材料的选择、种植体表面处理、螺纹连接副界面处理、上部结构的合理修复；种植体形状与结构的力学分析；仿生种植牙的研究等。有限元分析法能够对牙种植体的力学性能进行检验，模拟各种载荷变化，指导牙种植体的优化设计，进而提高种植牙修复的远期效果，是一种研究复杂应力的有效方法。有限元分析法建模示意图见图5-7。

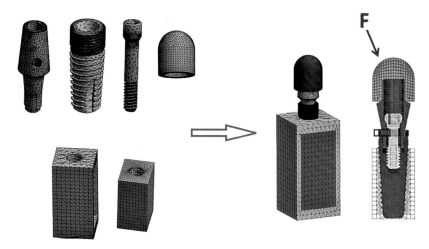

图5-7　有限元分析法建模示意图

（五）种植体-骨结合强度力学测试

　　牙种植体的初期稳定性被认为是种植体形成骨结合的前提条件，对种植体的远期成功非常重要。客观、无损地评价种植体的初期稳定性具有非常重要的临床意义，借此可以判断种植体-骨界面的愈合状况，判断种植体能否即刻负重，是指导修复时机的重要指标。

　　种植体与骨形成良好的骨结合是进行上部结构修复和恢复咬合功能的前提，目前评价种植体-骨结合强度的力学测试方法主要包括侵袭性测量方法（即推出实验、推入实验、植入扭矩实验及旋出扭矩实验等）和非侵袭性测量方法（即Periotest法以及共振频率分析）。

1. 推出实验 推出实验（push-out test）是用特殊力学设备将植入骨内的种植体推出以测定种植体-骨结合强度。运用试验机将种植体样本推出，根据载荷-位移曲线求得最大作用力（F_{max}）；测量种植体骨接触的平均长度和直径，计算界面最大抗剪切强度 $\sigma = F_{max}/\pi DT$，其中D为种植体直径，T为骨接触厚度。

2. 推入实验 推入实验（push-in test）是使用特殊仪器将与骨结合的种植体推入骨内，以推入过程中载荷-位移曲线最大值作为种植体-骨结合强度值。有学者认为，对于兔胫骨植入模型，推入实验比推出实验灵敏度更高，并且推入实验与临床中牙种植体承受功能性负荷的状态更接近，能够更好地检测种植体-骨生物力学性能。

3. 植入扭矩实验 植入扭矩实验（insertion torque test）是种植体手术时使用专用的扭矩仪测量其植入时的最大扭矩。当其测量值即最大扭矩值大于30 N·cm，即可认为其具备了良好的初期稳定性，即使骨密度不佳，最大扭矩值大于45 N·cm时即可考虑即刻负载。

影响植入扭矩最主要的因素是种植区骨质的密度，骨密度和植入扭矩呈正相关。此外，手术方式也会影响植入扭矩，如采用级差备洞、涨骨术等可使植入扭矩增大，从而增加种植体初期稳定性。该方法测量结果可作为即刻负载的依据，但其测量时机仅限于旋入种植体时，故不能用于术前种植体稳定性的评估，且不能用于连续性监测。

4. 旋出扭矩实验 旋出扭矩实验（removal torque test）是对种植体施加一逆时针的扭矩时，引起种植体-骨界面破坏，种植体松动过程中由专用仪器测量而得到的扭矩峰值，被认为是种植体旋出时引起界面破坏的扭矩值，也被认为是种植体-骨界面抵抗剪切破坏的最大强度。

该测量值反映的是骨界面抗剪切破坏的强度，评价的是种植体-骨界面破坏前的力学特性，属于破坏性的测量方法，无法连续测量，故多用于动物实验。种植体与骨组织接触面积越大，旋出扭矩值越大，说明种植体与骨结合力越强。这种方法主要适用于评价螺纹种植体经不同表面处理后种植体-骨界面的生物力学性能。

5. Periotest法 Periotest法也称牙周测定法，其最早用于测量牙齿松动度以判断牙齿的稳定性。通过反复叩击牙齿，仪器捕捉叩击头被弹回的信号，经换算即可得到PTV（Periotest value）。PTV越大说明种植体稳定性越差。研究发现，Osstell系统和Periotest系统测量对种植体软硬组织界面的稳定性都具有较高灵敏度，当种植体稳定性提高时，Osstell系统更可靠，而当种植体稳定性降低时，Periotest系统可信度更高。Periotest法虽然操作简便、无创，但是其存在以下争议：①可重复性差。由于PTV受叩击点位置、叩击点和种植体之间的角度及距离等影响，所以同一测量者的多次操作结果也可能差异很大。②特异度差。不能准确地判断种植体的骨结合情况，骨结合和非骨结合的PTV差别不大。有些种植体在X线片上已表现出明显的骨吸收，但是PTV却无明显变化。

6. 共振频率分析 从20世纪90年代起，口腔种植界开始关注与探究共振频率分析（resonance frequency analysis，RFA）在牙种植稳定性判断中的应用。这种方法利用共振原理，激发种植体-悬臂梁自由振荡，通过计算得到共振频率（RF）对振幅的作用，结果以种植体的稳定系数（implant

stability quotient，ISQ）表示。近几十年来，国内外学者通过大量研究证实，共振频率分析不仅能定量反映骨界面情况，而且可以有效地连续监测种植体的稳定性，具有较高的临床价值。ISQ越高表明种植体稳定性越好。

目前认为，影响ISQ的因素主要有两个，一个是有效长度（测量用基台长度加种植体颈部骨吸收的高度）；另一个是组织刚度，具体表现为骨质类型、种植体-骨界面性质。ISQ主要取决于种植体界面组织的硬度和传感器到与其直接接触的骨组织的距离。ISQ值与种植体骨结合率、种植体颈部皮质骨厚度呈正相关。与Periotest法、植入扭矩实验相比，RFA能够用于推测种植体与骨组织在组织测量学层次上的结合情况。RFA能够定量评价种植体-骨界面结合强度，可在骨整合期间连续监测种植体稳定性动态变化，可重复性好，测量过程不会影响组织的正常愈合，灵敏度高，无创无痛苦，操作简便。但RFA也存在一定缺陷，如ISQ无法标准化，也无法完全代表骨整合情况；其传感器需专门定制，各种植体系统无法通用；只适用于种植体或基台部，在常规固定修复后，无法检测固定修复体稳定性。

（六）机械性能测试法

1. 压缩试验　压缩试验又称压力试验，压缩试验常通过以下指标来综合评价样本的特点：①弹性模量；②最大载荷；③最大位移；④极限强度；⑤最大应变；⑥能量吸收；⑦结构刚度等。该试验方法是测定材料的弹性模量最常用的方法，而弹性模量是组织和材料力学性能的重要指标之一，其反映了组织及材料抵抗弹性变形的能力。因牙种植体在口腔中主要受压应力，可初步评测不同设计的牙种植体的机械性能。

2. 疲劳试验　牙种植体颈部是应力集中的部位，长期的应力集中容易导致皮质骨上缘的骨质吸收，其疲劳安全系数亦较低，易产生折断，最终导致种植失败，故大多数牙种植体体外实验采用疲劳试验。疲劳试验可以综合应用不同的测试方法，如用压力试验、拉伸试验和扭转试验来测定牙种植体样本的疲劳断裂需要的循环次数和断裂载荷，以对样本进行抗疲劳能力的评价。ISO标准疲劳试验装置示意图及实物图见图5-8。

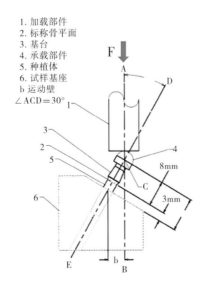
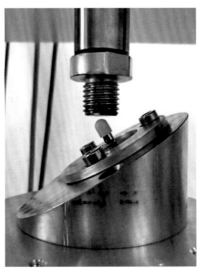

图5-8　ISO标准疲劳试验装置示意图（左）及实物图（右）

第二节　牙种植体形态对界面应力分布的影响

目前，种植体的外形可分为圆柱状和圆锥形两大类，带螺纹的设计也是目前的发展趋势。有研究比较四种不同形状的种植体（光滑圆柱状种植体、螺纹圆柱状种植体、光滑圆锥状种植体、螺纹圆锥状种植体）的种植体-骨界面应力分布差异，发现无论是否有螺纹，柱状种植体颈部的最大Von Mises应力均大于锥状种植体，而根端部位的最小Von Mises应力均小于锥状种植体，即锥状种植体的应力分布情况比柱状种植体合理；对柱状种植体来说，有无螺纹对应力影响不大；而对于锥状种植体，有螺纹者比无螺纹者应力分布更为合理。

与光滑的颈部设计相比，螺纹结构更有利于保存骨组织。从结构上看，每个螺纹单元主要包含三种几何参数:螺纹形态、螺距、螺纹深度。相对于"V"形与偏梯形，反偏梯形螺纹更有利于保存骨组织。颈部螺距分别为0.4 mm、0.6 mm、0.8 mm、1.0 mm、1.2 mm的"V"形螺纹种植体模型中，螺距选取0.8 mm及1.0 mm时，即刻负载情况下种植体-骨界面的综合力学性能较好。当螺纹宽度恒定，深度为0.3～0.5 mm时，即刻负载情况下种植体对颌骨产生的应力峰值相对较小；螺纹深度恒定，宽度为0.1～0.3 mm时，即刻负载情况下种植体对颌骨产生的应力峰值相对较小。较大的颈部螺纹结构（螺距/深度 = 0.6 mm/0.35 mm）与较小的颈部螺纹结构（螺距/深度 = 0.3 mm/0.15 mm）在功能性负载1年后，平均边缘骨吸收量的差异没有统计学意义。目前临床上多建议采用颈部螺纹结构增加种植体与骨的接触面积，以期降低种植体颈部应力值、减少种植体周围蝶形骨吸收，但螺纹的具体几何参数对种植体-骨界面的影响尚存在争议。

关于种植体长度和直径对应力的影响，目前尚未达成一致的意见，争议主要集中于种植体长度对应力的影响。一部分研究者认为，延长种植体的长度能减少种植体周围的应力，并减少牙槽骨的变形，故建议在低密度骨质环境下使用长种植体。另一部分研究者认为，种植体长度对周围应力影响不大，使用短种植体对周围应力分布也无显著影响。种植体长度的增加，对种植体承受轴向力的影响不大，但能有效地增强种植体承受侧向力的能力。

相较于种植体长度，普遍认为增加种植体直径能显著降低种植体-骨界面的应力值和应力集中。加载同等大小力的情况下，增加种植体直径能明显降低种植体内部连接界面及种植体-骨界面的应力。据此研究结果，临床上推荐使用大直径种植体。

第三节　种植体–基台连接结构对界面应力分布的影响

已有超过20种种植体包含了不同种植体的材料和不同的种植体–基台界面设计方法。虽然连接方式对种植体作用在周围骨上的压力值有影响，但是相对种植体的位置和种植环境而言，是次要的影响因素。

有些种植体设计时使用了角度基台。角度基台改变了局部的应力分布状况，但是同时也让应力分析复杂化，使得种植体–骨界面的应力从颈部转移向底部，变为损害性更大的剪切应力，极大影响了骨的再生能力，并破坏了骨的结构。超过15°的氧化锆角度基台，基台和种植体周围的骨内最大Von Mises应力显著增高。

种植体–基台连接的几何形态包括了外六方、内六方和莫氏锥度。应力的最大集中区在种植体–基台界面，平台转移使得种植体与基台间的间隙向种植体的中央移动，让间隙变小从而改善种植体–基台界面局部的应力集中。平台转移后的模型应力集中程度较小，内六方的设计是上述三种方法中应力最小的，外六方设计则产生较大应力。

种植体的设计、基台连接的几何形态和类型是建立和稳定种植体骨结合的一个重要因素，并且在很大程度上影响力在种植体上的传递及周围骨的吸收。应用最广泛的是由单独的基台螺丝和六角形的上部平台结构构成的内六方种植体。内六方种植体可以很好地消除水平载荷并且保护基台螺丝免受更多的压力，因此目前在牙种植市场上的产品绝大多数采用内连接设计。莫氏锥度种植体由一个长锥度螺丝和恰当贴合的基台构成，会聚角一般在4°～16°，几何锁和锥度的摩擦力是基台载荷的基础。莫氏锥度最大的优势在于种植体和基台间的封闭，这种应用几乎杜绝了基台断裂和松动的发生。综合以上研究结果，临床上建议使用莫氏锥度和平台转移的种植体–基台连接设计。

内连接界面比外连接界面具有更广泛的种植体–基台界面和种植体–中央螺丝界面的应力分布。这是因为内连接基台比外连接基台在连接位置上具有更好的载荷分布。有限元分析表明，对于外连接基台，在侧向载荷下，基台螺纹处具有最大的拉应力，而对于内连接的锥形基台，测量载荷通过锥体转移从而保护了螺纹部分，这个研究结果与实验室断裂发生的位置及临床断裂发生的位置一致（图5-9、图5-10）。据此，临床上推荐使用内连接设计的基台。

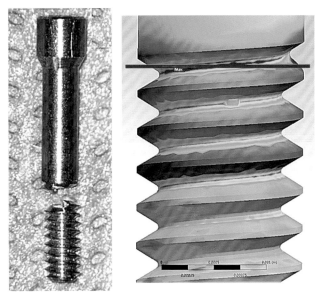

图5-9　内连接种植体实验室断裂情况（左）和应力分析结果（右）

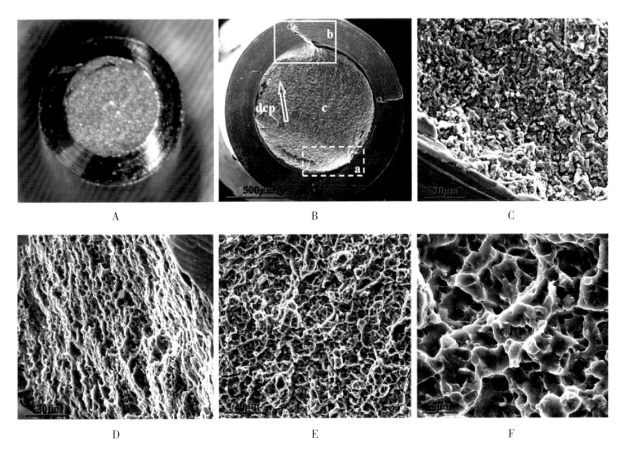

图5-10　扫描电子显微镜（SEM）下，疲劳断裂后固位螺丝断面的微观形貌
（A.固位螺丝断面整体形貌；B.中箭头dcp是裂纹扩展的方向；C.为B中虚线方框a的3000倍放大影像；D.为B中实线方框b的3000倍放大影像；E.为B中c区域的3000倍放大影像；F.为E的10000倍放大影像）

第四节　牙种植体-中央螺丝连接对界面应力分布的影响

由于缺少天然牙周膜的缓冲作用，口腔产生的各种功能性和非功能性力，大部分都将传递至中央螺丝连接处。系统性回顾研究显示，种植单冠修复中央螺丝松动发生率为8.8%，种植体固定桥修复中央螺丝松动发生率为5.3%。

螺纹连接形式最大程度满足了临床操作简便实用的要求，已经广泛应用于各类种植体系统中。当给中央螺丝上加载一定的扭矩后，在螺丝内部就将产生一定的回弹力，称之为预载荷（或预紧力）。此种预载荷产生的压力广泛存在于基台-中央螺丝界面、种植体-基台界面和种植体-中央螺丝界面，用于固定连接各部件。

预负载具有保护螺丝的作用，但任何横向的或者轴向的外部力量都会引起螺纹间的微小滑动，使预载荷逐渐释放丢失。中央螺丝松动是种植修复最常见的并发症，种植牙负载后第一年中央螺丝松动的发生率为5.3%，5年发生率为5.8%～12.7%。中央螺丝松动会导致各部件间应力不均，加剧微动，加重界面损伤和微渗漏，而这些又会反过来加重中央螺丝松动，二者相互促进，形成恶性循环。若失去预载荷，螺丝将承受施加在连接部分上的全部负荷，致其使用寿命大大缩短，甚至引起基台和种植体的折断，造成种植修复的毁灭性失效。牙种植体螺纹连接结构的力学稳定性对种植修复的远期临床成功率至关重要，而其稳定性与咬合应力、基台选择、修复体设计、螺纹摩擦力、医生操作等因素密切相关。

修复体在口腔中会受到复杂的外力作用，侧向力会产生更不均匀的界面应力分布（图5-11），更易造成螺纹松动，在咬合设计时应尽量使咬合力与种植体长轴一致，以减少侧向应力。另外，磨牙症、紧咬牙、咬合力过大、咀嚼习惯不良等副功能不全的情况可能是中央螺丝松动的危险因素，临床上应该特别注意。

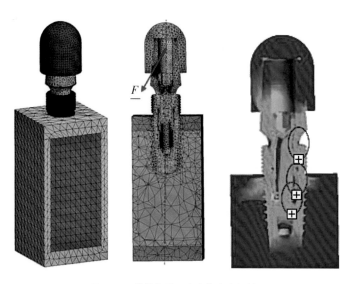

图5-11　种植体界面应力集中分析结果

　　基台的选择主要涉及基台材料、基台形态的选择。与纯钛相比，钛合金基台的预载荷和抗压抗弯强度更高，螺纹松动风险更低。预制钛基台与定制氧化锆基台相比，后者在精度、旋转自由度、扭矩损失等方面均低于前者，更容易发生基台连接的不稳定。基台直径会影响扭矩丧失率，研究表明，在循环载荷下，3.8mm组基台的扭矩丧失量高于4.8mm组。除了直径，基台高度也会影响扭矩丧失量，当基台锥高和龈高相同时，龈高或锥高越高，中央螺丝应力越大，越容易松动；当基台总高度一致时，龈高与锥高的比值越大，中央螺丝也越容易松动。从力学角度看，建议临床上可以适当降低基台穿龈高度，以提高中央螺丝连接稳定性。当种植体于非理想位点植入时，通常需使用角度基台。增加基台角度对动态循环加载荷后的旋松扭矩值有显著影响，可使螺丝扭矩丧失率增加。

　　临床上作为替代方案，建议使用带矫正角度的种植体以减少修复时基台倾斜的角度，比传统直的种植体具有更好的抗螺丝松动能力。基台的几何形态，包括抗旋转和锥形设计，影响种植体-基台连接的稳定性。除了与修复体连接的上部形态外，基台与种植体接触的方式也影响种植体系统的稳定性。采用抗旋转设计的基台可以限制旋转自由度，从而很好地保持连接的稳定性，有效地降低中央螺丝松动的发生率。与其他基台设计相比，锥形设计具有更好的基台与种植体之间的适配性，从而减小种植体-基台界面的微间隙和微运动，减轻中央螺丝扭矩丧失。

　　不同类型的修复体在加载时应力分布不同，种植支持单冠比种植支持固定桥更容易发生螺丝松动。后者在5年随访中螺丝松动发生率为5.6%，而前者为12.7%。悬臂在修复体中也很常见，包括固定部分义齿的单端悬臂和单冠种植体的偏心悬臂。悬臂长度对应力分布有直接影响，长悬臂会导致应力集中，增加螺丝松动或断裂的风险。

　　由于接触界面粗糙、凸起等存在，预紧扭矩的部分能量用来克服摩擦力并转化成了热能，临床施加于中央螺丝的预紧扭矩仅有10%左右转化为预载荷。在预紧扭矩一定时，螺丝的预载荷与螺纹连接界面的总摩擦系数成反比。通过降低摩擦系数，可以大大减少因克服摩擦作用而消耗的能量，这样节省的能量就可以更多地转化成弹性势能，即提高固位螺丝的预载荷。目前已有多种减小摩擦系数、提高预载荷的改良设计产品，如TorqTite、Gold-Tite、Teflon螺丝等。

　　牙种植体中央螺丝松动，无论是逐渐的还是突然的，都需要克服以下两种力量：①螺丝的预载荷；②种植体与中央螺丝、中央螺丝与基台界面间的摩擦力。

　　对于施以同一预紧扭矩的螺纹副连接，降低摩擦有两个作用：①通过降低界面的摩擦系数可以提高预载荷（图5-12）；②较小的摩擦系数同时降低了旋松螺丝所需要的旋松扭矩，因此降低螺丝副的摩擦系数不一定能增加整体螺纹副连接的稳定性。

　　Wu等用不同润滑剂对中央螺丝表面进行处理的研究结果也证实了这一点，研究运用种植体-中央螺丝界面紧固性测试方法（图5-13）证实润滑油的使用虽增加了预载荷（图5-14），但降低了循环加载前后的疲劳寿命（图5-15），最终润滑的螺丝比不润滑的螺丝更容易折断。目前，中央螺丝表面处理对提高植入螺纹连接稳定性的效果仍存在争议，临床上应用润滑剂应慎重。

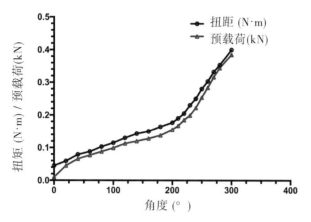

图5-12 种植体中央螺丝扭矩和预载荷关系示意图

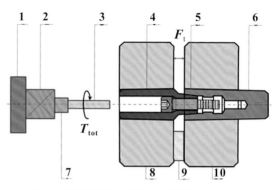

1. 主轴；2. 总扭矩感受器；3. 螺丝刀；4. 简化基台；5. 固位螺丝
6. 简化植体；7. 夹具1；8. 夹具2；9. 夹紧力感受器；10. 夹具3

A

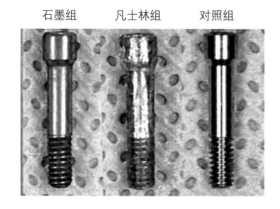

石墨组　　凡士林组　　对照组

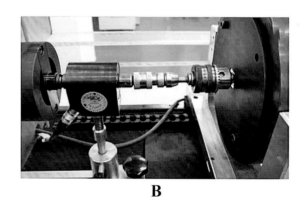

B

图5-13 种植体-中央螺丝紧固性测试（A.模式图；B.实况图）

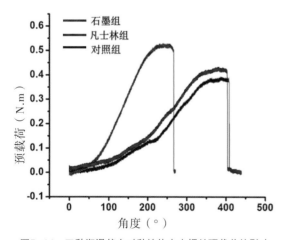

图5-14 三种润滑状态对种植体中央螺丝预载荷的影响

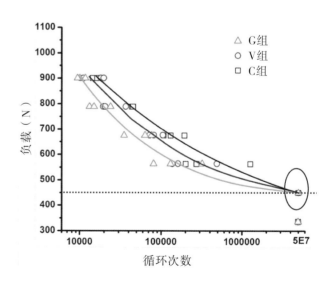

图5-15 三种润滑状态对种植体疲劳寿命的影响

临床医生使用的拧紧扭矩和拧紧方式直接影响预载荷的大小。预紧扭矩与预载荷成正相关，提高旋紧扭矩可以增大螺丝的预载荷，但预紧扭矩受螺丝材料屈服强度的限制，理论上不应超过基台螺丝屈服强度的50%～75%，范围在20～35 N·cm。适当的预载荷能较好地保持种植体–中央螺丝连接的稳定性，临床上需要将基台螺丝紧固到制造商推荐的扭矩，预载荷不足会增加旋转自由度，导致螺丝副的不稳定。临床上螺丝预紧方式多样，研究表明，预紧中央螺丝至推荐扭矩值，立刻旋松螺丝并再次预紧中央螺丝至推荐扭矩值，这种方式既能有效减少操作时间，又能使因嵌合松动导致的预载荷降低最小化，提高种植体中央螺丝螺纹副稳定性。

中央螺丝的失效机制与其在复合微动下的疲劳损伤累积有关（图5-16～图5-18），建议临床医生增加随访频率，及时将松动的中央螺丝重新拧紧，或更换新的中央螺丝，以防止其进一步松动甚至基台、种植体折断。

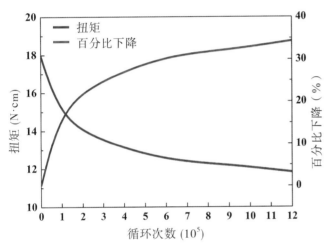

图5-16　种植体微动损伤积累情况

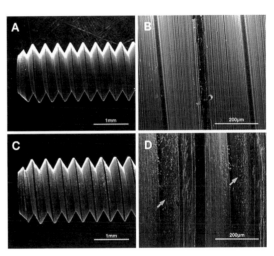

图5-17　种植体中央螺丝微动加载前后的表面形貌
（A.中央螺丝微动加载前；B.中央螺丝螺牙加载前；C.中央螺丝微动加载后；D.中央螺丝螺牙加载后）

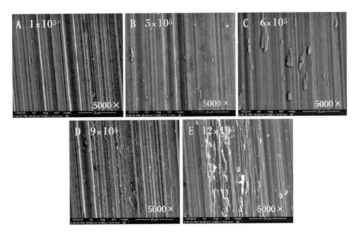

图5-18　不同循环次数后中央螺丝表面的微观磨损形貌
（A.10万次；B.30万次；C.60万次；D.90万次；E.120万次）

◎ 参考文献

［1］ Li Z, Gao SS, Chen HY, et al. Micromotion of implant–abutment interfaces (IAI) after loading: correlation of finite element analysis with in vitro performances [J]. Medical & Biological Engineering & Computing, 2019, 57 : 1133–1144.

［2］ Clelland NL, Yilmaz B, Seidt JD. Three–dimensional image correlation analyses for strains generated by cement and screw–retained implant prostheses[J]. Clinical Implant Dentistry & Related Research, 2013, 15(2):271–282.

［3］ Seong WJ, Grami S, Jeong SC, et al. Comparison of push–in versus pull–out tests on bone–implant interfaces of rabbit tibia dental implant healing model[J]. Clinical Implant Dentistry & Related Research, 2013, 15(3):460–469.

［4］ Kang YI, Lee DW, Park KH, et al. Effect of thread size on the implant neck area : preliminary results at 1 year of function[J]. Clinical Oral Implants Research, 2012,23(10):1147–1151.

［5］ Lee SY, Kim SJ, An HW, et al. The effect of the thread depth on the mechanical properties of the dental implant[J]. Journal of Advanced Prosthodontics, 2015, 7(2):115–121.

［6］ Pita MS, Anchieta RB, Barão VA, et al. Prosthetic platforms in implant dentistry [J]. Journal of Craniofacial Surgery, 2011, 22 (6) : 2327–2331.

［7］ Borie E, Orsi IA, de Araujo CP. The influence of the connection, length and diameter of an implant on bone biomechanics[J]. Acta Odontologica Scandinavica, 2015, 73 (5) : 321–329.

［8］ Rubo JH, Capello SE. Finite–element analysis of stress on dental implant prosthesis[J]. Clinical Implant Dentistry and Related Research, 2010, 12 (2) : 105–113.

［9］ Elsayed A, Wille S, Al–Akhali M, et al. Comparison of fracture strength and failure mode of different ceramic implant abutments[J]. Journal of Prosthetic Dentistry, 2017, 117 (4) : 499–506.

［10］ Wu T, Fan H, Ma R, et al. Effect of lubricant on the reliability of dental implant abutment screw joint: An in vitro laboratory and three–dimension finite element analysis[J]. Materials Science & Engineering C, 2017, 75 : 297–304.

［11］ Lang NP, Pjetursson BE, Tan K, et al. A systematic review of the survival and complication rates of fixed partial dentures (FPDs) after an observation period of at least 5 years. II. Combined tooth—implant–supported FPDs.[J]. Clinical Oral Implants Research, 2004, 15 (6) : 667–676.

［12］ Donati M, Ekestubbe A, Lindhe J, et al. Implant - supported single - tooth restorations. A 12 - year prospective study[J]. Clinical Oral Implants Research, 2016, 27 (10) : 1207–1211.

［13］ Lindquist LW, Carlsson GE, Jemt T. A prospective 15–year follow–up study of mandibular fixed prostheses supported by osseointegrated implants. Clinical results and marginal bone loss[J]. Clinical Oral Implants Research, 2010, 7 (4) : 329–336.

［14］ Jeong CG, Kim SK, Lee JH, et al. Clinically available preload prediction based on a mechanical analysis[J]. Archive of Applied Mechanics, 2017, 87 (2) : 1–7.

［15］ Prado CJ, Neves FD, Soares CJ, et al. Influence of abutment screw design and surface coating on the bending flexural strength of the implant set[J]. Journal of Oral Implantology, 2014, 40 (2) : 123–128.

（于海洋）

II 牙种植体的设计

I 牙种植的概述

III 牙种植体的精密机械结构

IV 牙种植体表面改性

VI 牙种植修复的临床路径

V 牙种植体的生物力学

VII 种植X线的诊断分析和设计

VIII 牙种植修复的评价体系

IX 牙种植体修复的微生物评价

临床路径是指针对某一疾病建立的一套标准化治疗模式与治疗程序，是一个有关临床治疗的综合模式，是以循证医学证据和指南为指导促进治疗和疾病管理的方法，最终起到规范医疗行为，减少变异，降低成本，提高疗效的作用。

传统路径，是每位医生的个人路径，不同地区、不同医院、不同的治疗组或者不同医生针对某一疾病可能采用的不同治疗方案。相比于传统路径，临床路径的实施避免了随意性，提高了准确性、预后等的可评估性。本章介绍牙种植修复的一般临床路径及相关信息，包括术前检查与诊断、种植体植入外科技术、种植体修复技术与种植修复体的长期维护。

第一节　术前检查与诊断

在进行牙种植修复之前，需要进行一系列的检查和询问病史，以判断患者是否适合进行种植治疗以及最合适的治疗方案。术前检查是牙种植修复治疗中的重要步骤。本节将对种植相关的检查和诊断进行介绍。种植治疗术前检查一般分为全身检查、口内检查和口腔影像学检查。

一、全身检查

种植医生应该尽可能详尽地问询患者的全身病史情况，仔细询问是否有系统疾病史，并收集相关的病历资料。通常需要检查患者的生命体征，包括呼吸频率、体温、血压、脉搏，并进行相关实验室检查。

（一）血压

血压测量应该由经过严格训练的医护人员操作。患者应静息5 min之后测量，如患者有吸烟、饮咖啡或高强度运动，则应至少休息30 min后测量。通常情况下，高血压患者控制血压在140/90 mmHg以下时，可以进行手术。

（二）脉搏

脉搏是另一项重要的生命体征，可以反映患者全身健康信息，但很少有口腔科医生关注此体征。脉搏记录至少需要30 s，一般建议1 min。健康人在静息状态下，脉搏为60～90次/分。

（三）实验室检查

实验室检查通常包括血常规检查、凝血功能检查、血糖及传染病标志物的检查。患者无异常血象，凝血功能正常，空腹血糖控制在7.0 mmol/L以下时可进行种植治疗。糖尿病患者建议参考糖化血红蛋白水平，其可以反映近180天的血糖水平，常规需要控制在8%以下。传染病标志物检查通常包括乙肝、丙肝、艾滋病、梅毒等。有需要时可查肝、肾功能。

对于近期有心肌梗死、心绞痛发作，心功能评级在Ⅱ级以上的患者，应该延期手术。对于有精神疾病不能配合检查的患者，一般不进行手术治疗。

（四）血液系统疾病

血液系统疾病主要分为红细胞异常相关疾病与白细胞异常相关疾病。

1. 红细胞异常　红细胞异常主要分为红细胞增多症与贫血。前者相对少见，此类患者常表现为脾大、出血倾向，为复杂种植治疗的禁忌证。贫血是最常见的血液系统疾病，男性血红蛋白的正常值为120～160 g/L，女性为110～150 g/L，手术患者不应低于100 g/L。贫血患者应在术前、术后应用抗生素预防感染，同时防止应用阿司匹林等药物而增加出血风险。

2. 白细胞异常　白细胞异常的现象需要引起重视。此类患者应注意避免感染及术后出血的风险，对于各类严重白细胞异常疾病，应考虑保守的治疗方式。

（五）骨质疏松

骨质疏松是临床常见的骨代谢异常疾病。尽管骨质疏松并非种植治疗的绝对禁忌证，医生也应该进行周全的考虑，如延长愈合时间、选用经过特殊表面处理的种植体、选择合适的修复方式等。当患者应用二膦酸盐类药物时，医生应该谨慎治疗，此类药物会导致一些手术并发症的发生。

（六）心理精神疾病

此类疾病具有家族聚集、慢性等特点，患者以老年人居多。在疾病活动期，患者常常不能配合治疗，因此应该积极进行专科会诊，待病情稳定后进行治疗。

二、口内检查

口内检查包括缺牙位点的软硬组织检查和全口一般检查。检查前可询问缺牙病史，包括缺牙原因及时间。严重外伤或感染导致的缺牙可能伴随剩余骨量不足，缺牙时间过长也可能会发生牙槽嵴的吸收。

对于缺牙位点，主要检查缺牙的位置、数目，缺牙间隙的大小，剩余牙槽嵴的宽度和高度，缺牙位点软组织情况，邻牙及对颌牙的健康状况。

对于全口检查，通常需要检查患者的开口度、牙列咬合情况，是否有夜磨牙、紧咬牙习惯，以及口腔黏膜健康情况、唾液的流量及流速、口腔卫生情况、牙周情况及颞下颌关节的健康状况。开口度过小会妨碍种植手术的操作，应进行开口度训练。对于口腔卫生不佳、牙周病患者，应积极进行牙周治疗，包括洁治和刮治。最后一次牙周治疗需要与种植手术间隔至少1周，以减少一过性菌血症导致的感染风险。

三、口腔影像学检查

口腔影像学检查主要包括X线摄影检查、全景片检查、锥形束CT（CBCT）检查，其中CBCT检查能够提供缺牙区的三维形态信息，最为重要。主要检查指标为缺牙区剩余牙槽嵴的宽度、可用骨高度、种植位点与邻近关键解剖结构的位置关系。关键解剖结构包括上颌窦底、切牙管、下颌神经管、颏孔等，一般来说种植体应该避免接触这些结构，在骨量不足时，可通过上颌窦底提升术等外科手段来获得足够的骨量。同时，医生需要观察是否存在余留天然牙疾患和其他颌骨疾患、颞下颌关节疾患。如有则应履行告知义务并建议相关科室会诊。另外，CBCT还可以用来判断局部骨组织密度，通常按照皮质骨与松质骨的关系将牙槽骨质量分为4个级别：

1级，骨几乎完全由致密的皮质骨构成；

2级，骨为厚层皮质骨包绕骨小梁密集排列的松质骨；

3级，骨为薄层皮质骨包绕骨小梁密集排列的松质骨；

4级，骨为薄层皮质骨包绕骨小梁疏松排列的松质骨。

以上信息可以帮助确定种植体尺寸的选择及三维位置的设计，有些CBCT分析软件可以模拟种植体植入，更直观地进行术前设计。（图6-1）

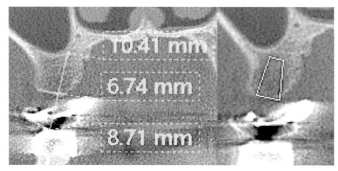

图6-1　利用CBCT对缺牙位点骨量进行测量，并进行虚拟植入设计

第二节　种植体植入外科技术

种植体植入外科技术的标准化和规范化对于种植修复的治疗效果至关重要。理想的种植体三维位置和初期稳定性有利于后期的修复步骤，以及种植体和修复体长期存留率的维持。自20世纪60年代牙种植体问世以来，经过多年发展，形成了许多种植体植入术式，尽管各有特点，但其基本原则是类似的，本节介绍种植体植入外科技术的基本原则和操作步骤。

一、基本原则

（一）无菌原则

种植体植入术属于有创的外科手术，与所有外科手术一样遵循无菌原则。种植体植入过程中如果发生感染，有可能阻碍骨结合，导致种植失败。所有手术器械、用品必须经过无菌处理。手术医生必须严格执行术前洗手、换手术衣，戴口罩、帽子等无菌原则。患者需要铺巾，需要接受口周面部消毒及口内黏膜消毒。临床常用的皮肤黏膜消毒剂有：

1. 聚维酮碘溶液　为碘与表面活性剂形成的不定型络合物。碘分子可快速渗透细胞壁，造成蛋白合成障碍和细胞膜通透性改变，具有杀菌作用。表面活性剂可改变溶液对物体的润湿性，使其能在皮肤、黏膜表面形成一层极薄的杀菌膜。

2. 乙醇　60％～80％的乙醇溶液具有可靠的杀菌作用，但由于具有刺激性，通常仅用于皮肤消毒，且杀菌作用没有持久性，可与含碘消毒剂配合使用。

3. 氯己定　一种双胍类抗菌剂，特点为毒性低，刺激性小，广谱抗菌，对革兰阳性菌效果良好，而对革兰氏阴性菌效果较弱。临床常用为0.3％复方氯己定溶液。

（二）微创原则

种植体植入外科手术应尽可能减小创伤，改善患者的术中、术后感受。种植位点预备过程中，钻针与骨摩擦产热，可能会导致热损伤，进而导致骨结合失败。骨热损伤的临界温度为47℃。为了避免热损伤的发生，在预备过程中，需要用冷却的生理盐水冲洗钻针周围，及时将骨碎屑及热量带走，并采用上下提拉式的手法，使冷却的生理盐水能够进入位点内部。此外，需要使用锐利的器械，在高速下进行切割。

有时种植位点邻近重要的解剖结构，如上颌窦底、鼻底、切牙管、下颌神经管等，术中应避免损伤这些结构，同时避免损伤邻牙。

（三）初期稳定性原则

初期稳定性是形成骨结合的重要因素。大多数种植体设计要求种植体在植入时需要达到一定的初期稳定性。因此，医生在手术中应该使用与种植体形态配套的器械。术中需要小心备孔，避免将位点扩大导致初期稳定性的完全丧失。在即刻修复的病例中，拟修复种植体需要达到35 N·cm的初期稳定性。

二、基本手术步骤

在完成术前检查，确认患者适合进行种植治疗后方可进行手术。国内外厂商研发了各种各样的牙种植体，但目前主流的为圆锥状种植体，其大体结构类似，因此植入方法也大抵相同。

（一）麻醉

一般种植手术采用局部麻醉，可采取浸润麻醉或阻滞麻醉的方法。一般上颌骨骨质较疏松，浸润麻醉即可取得良好的麻醉效果，而下颌骨骨质致密，采取阻滞麻醉联合浸润麻醉方能取得良好的效果。口腔临床常用的局部麻醉药物有：

1. 利多卡因　维持时间长，有较强的组织穿透性和扩散性，可用于表面麻醉。临床上主要以含1∶100000肾上腺素的1%～2%利多卡因行阻滞麻醉。其还有迅速而安全的抗心律失常作用，因而对心律失常患者常作为首选的局部麻醉药物。

2. 阿替卡因（碧兰麻）　组织穿透性和扩散性较强，给药后2～3 min出现麻醉效果。含1∶100000肾上腺素的阿替卡因牙髓的麻醉时间为60～70 min，软组织麻醉时间可达3 h以上，适用于成人及4岁以上儿童。

对复杂多颗种植体的植入手术，手术时间长或者手术创伤较大时，可考虑辅以全身麻醉下进行手术。

（二）切口、翻瓣

在缺牙区牙槽嵴顶，平分角化黏膜或在稍偏腭侧做横行切口，直抵骨面。非游离缺失时通常在邻牙做龈沟内切口，与横行切口共同形成"H"形切口（图6-2）。在游离缺失的远中可做附加切口，一方面可方便翻瓣，另一方面可辅助位点定位。术区翻全厚瓣，暴露骨面，并充分暴露牙槽嵴顶的颊腭（舌）侧边缘，以准确定位位点。必要时可用弯钳、刮匙等工具清理、修整骨面。

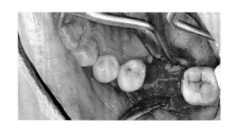

图6-2　患者46牙缺失的种植手术
（牙槽嵴顶横行切口与邻牙龈沟内切口，翻全厚瓣，暴露牙槽嵴顶）

（三）预备种植位点

位点预备位置应以理想修复体形态作为参考，即"修复引导外科"原则。不同生产厂商研发的种植体具有不同的预备器械和程序，本节以常见的一种程序展开叙述。

（1）在理想预备位点，使用球钻以种植体操作手册推荐的转速在骨面钻一凹坑作为定点（图6-3）。

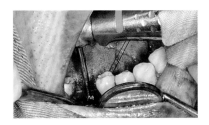
图6-3　利用球钻进行定点

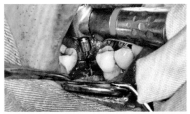
图6-4　先锋钻预备至预定深度

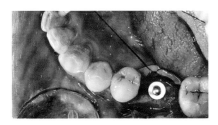
图6-5　方向指示器检查轴向

（2）用具有刻度的先锋钻在推荐转速下突破皮质骨，反复提拉预备至预定深度（图6-4），随后将方向指示器插入位点，检查位点的轴向和深度（图6-5）。

（3）利用扩孔钻在操作手册标定转速下进行逐级扩孔，将位点预备至合适的直径（图6-6）。

（4）用颈部成形钻预备位点边缘，以便种植体就位。

（5）利用攻丝钻对位点进行攻丝。

（6）手动或利用种植机植入种植体（图6-7），最后用扭矩扳手对种植体深度进行微调，并加力至指定参数（图6-8）。

（7）安装愈合帽后缝合（非埋植式愈合）（图6-9）或安装封闭螺丝后缝合（埋植式愈合）。

（四）术后处理及医嘱

术后通常可拍摄X线片检查种植体位置。为了缓解肿胀和疼痛，可以术后24 h内利用冰块进行冷敷；为了防止术后感染，可结合手术大小、口腔卫生情况，嘱患者在术后3～5天口服抗生素，必要时可给予双联抗生素，同时每天使用复方氯己定溶液含漱消毒，每天3或4次，共7～10天。根据患者术后感受，可嘱口服布洛芬缓释胶囊每次300 mg，每天2次，或服用其他非甾体类抗炎药。种植手术后一般术区会发生肿胀，可口服类固醇类药物消肿，如口服地塞米松，每次1.5 mg，每天3次，共3天。需要注意，使用类固醇类药物一般不超过3天，且需要同时使用抗生素。术后当晚不刷牙，仅含漱复方氯己定溶液消毒，次日正常刷牙。嘱患者术后食软质、温热食物，忌辛辣刺激饮食。一般术后7～10天拆线。

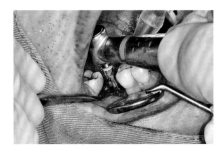
图6-6　利用扩孔钻逐级扩孔

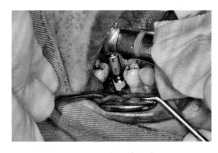
图6-7　植入种植体

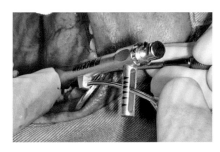
图6-8　扭矩扳手加力

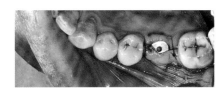
图6-9　安装愈合帽后缝合

第三节 种植体修复技术

一般在种植体植入术后3~6个月，待种植体完成骨结合，即可对种植体进行印模制取、修复体制作及口内试戴。通常种植体修复过程分为印模制取及佩戴修复体，虽然与常规天然牙冠修复类似，但在修复过程的操作上各有不同。

一、印模制取

印模制取是通过印模材料将口内种植体的三维位置精确地转移到石膏模型中，进而在模型上完成上部修复体的制作。临床中常根据印模托盘的类型分为非开窗式印模和开窗式印模，而根据取模复制的对象不同又可分为种植体水平印模和基台水平印模，如需要更为精确地复制种植体牙龈袖口的形态，则可采用个性化印模方法进行印模制取。以下结合具体病例进行讲述。

（一）非开窗式印模

患者，男，下颌后牙因根折拔除，要求行种植修复。术中于36牙植入一颗欧洲种植体。半年后复查见种植体周黏膜良好，无红肿、溢脓，同时CBCT显示种植体周围无低密度透射影，种植体周骨量维持良好，可进行最终冠修复。（图6-10~图6-13）

首先取下愈合基台，利用生理盐水对牙龈袖口进行冲洗（图6-14），去除可能引起局部炎症的因素，随后就位非开窗式转移体以复制种植体的口内位置（图6-15）。待非开窗式转移体就位后，利用聚醚印模材料或硅橡胶材料对下颌牙列进行印模制取。完成印模制取后，在患者配合下，选择与患者天然牙相近的牙体颜色（图6-16），以便于修复体制作。

非开窗式印模常采用不锈钢托盘进行印模制取，避免在脱位时出现托盘的形变，影响印模的精确性。非开窗式转移体操作较为简单，临床中通常用于单颗牙缺失的印模制取，亦可用于初印模的制取。

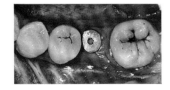 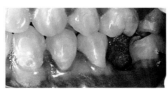 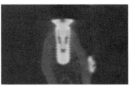 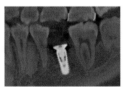

图6-10 种植术后6个月，可见种植体周黏膜良好 　图6-11 36种植体修复距离良好 　图6-12 CBCT冠状面 　图6-13 CBCT矢状面

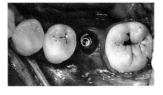 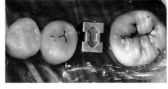 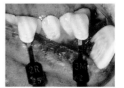

图6-14 取下愈合基台，生理盐水冲洗 　图6-15 就位非开窗式转移体 　图6-16 比色

（二）开窗式印模

患者，男，下颌后牙因牙周炎松动拔除，要求行种植修复。术中于44、46牙各植入一颗国产微锥状种植体，拟后期行桥体修复。半年后复查可见种植体周黏膜良好，无红肿、溢脓，同时CBCT显示44、46种植体周围无低密度透射影，种植体周骨量维持良好，可进行种植修复（图6-17、图6-18）。

首先取下愈合基台，利用生理盐水对牙龈袖口进行冲洗，去除可能引起局部炎症的因素，随后就位开窗式转移体以复制种植体的口内位置。待开窗式转移体就位后，通过刚性材料将转移体连接，并用树脂材料固定（图6-19），应减少树脂材料凝固过程中膨胀带来的形变，从而更为准确地转移种植体的位置。若采用二次印模法，则可直接用树脂材料固定。随后利用聚醚印模材料对下颌牙列进行印模制取。完成印模制取后，选择与患者天然牙相近的牙体颜色进行修复体制作（图6-20、图6-21）。

开窗式印模常采用具有一定强度的塑料托盘进行印模制取，便于在与种植体相对应的位置进行开窗，同时避免托盘的形变，影响印模的精确性。

开窗式印模相对非开窗式印模而言，操作相对复杂，可用于种植联冠、桥体修复，也可用于种植体穿龈深度过深，采用非开窗式印模无法准确转移种植体位置的病例。

（三）基台水平印模

患者，女，种植术后4个月，在完善取模前检查后，拟对其进行印模制取。医生首先取下愈合基台，采用生理盐水冲洗。于口内就位修复基台，检查基台与对颌牙间存在足够修复间隙后（图6-22），将基台水平印模的印模帽就位于修复基台上（图6-23）。最后，利用聚醚印模材料对下颌牙列进行印模制取（图6-24、图6-25）。

基台水平印模需要临床医生选择合适的修复基台进行印模取模，技师在基台替代体上完成下一步的修复体制作。通过该方法可避免基台在上部结构制作工程中出现磨损、破坏，保证修复的准确性。但是由于技师不能调改基

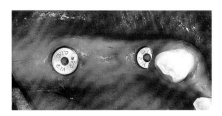
图6-17　种植术后6个月，可见种植体周黏膜良好

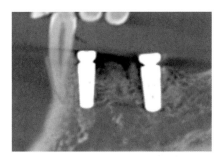
图6-18　CBCT矢状面

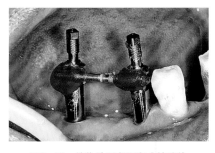
图6-19　就位并固定开窗式转移体

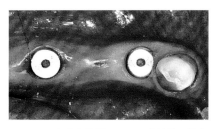
图6-20　完成印模制取后，44种植体更换高愈合基台

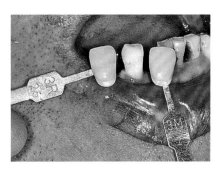
图6-21　比色

台，难以保证共同就位道，该方法常用于不需要调改基台的病例。由于使用上存在一定限制，因此临床中应用较少。

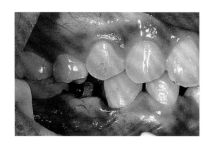

图6-22　基台口内就位，检查修复距离

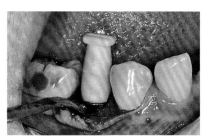

图6-23　基台印模帽就位

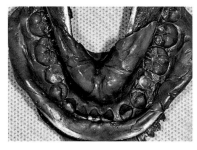

图6-24　印模帽位于印模中

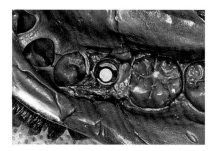

图6-25　连接基台水平代型

（四）个性化印模

在美学区或需要复制牙龈轮廓的病例中，常规的取模方法往往不能准确复制牙龈轮廓的形态。此时，则需要根据病例的不同采用个性化印模的方法进行印模的制取。

患者，男，11牙已行临时冠修复2个月，CBCT检查显示11种植体周围骨量维持良好，口内检查可见11近远中龈乳头高度与对侧同名龈乳头相近，且龈缘与21龈缘平齐（图6-26~图6-28），患者对临时冠形态及软组织形态较为满意，可行最终修复。为准确地复制11牙牙龈轮廓形态，临床医生在取下临时冠后（图6-29），将临时冠与种植体代型相连接（图6-30），并利用硅橡胶对临时冠穿龈轮廓及种植体代型进行包绕（图6-31），待硅橡胶硬固后取下临时冠，种植体代型则保留在了硅橡胶内，而硅橡胶印模材料中即形成了临时冠的阴模。

将开窗式转移体与硅橡胶内的种植体代型相连接（图6-32），并将速凝树脂材料注入硅橡胶阴模以复制临时冠的穿龈形态（图6-33），待树脂材料硬固后取下开窗式转移体，即复制了临时冠的穿龈形态，形成个性化转移体。最后将个性化转移体于口内就位（图6-34）。由于在取下临时冠后，牙龈袖口易塌陷，而且转移体复制了临时冠的穿龈形态，因此建议拍摄根尖片确认个性化转移体是否完全就位。待个性化转移体确认就位后，制取个性化印模，完成最终修复（图6-35）。

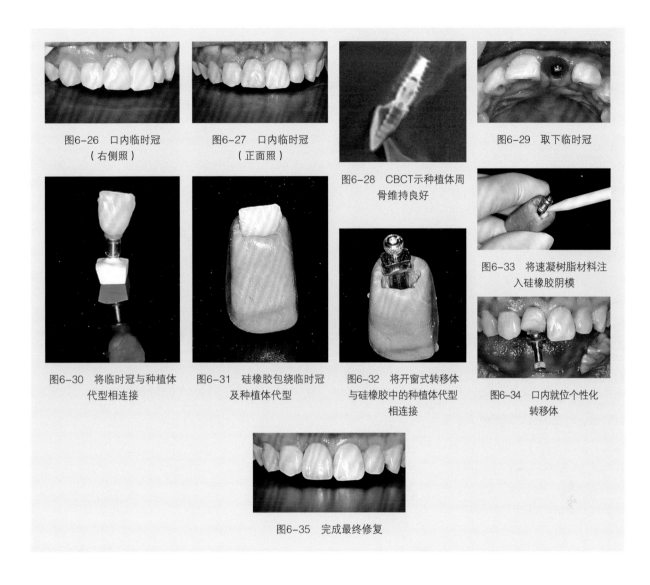

图6-26 口内临时冠（右侧照）

图6-27 口内临时冠（正面照）

图6-28 CBCT示种植体周骨维持良好

图6-29 取下临时冠

图6-30 将临时冠与种植体代型相连接

图6-31 硅橡胶包绕临时冠及种植体代型

图6-32 将开窗式转移体与硅橡胶中的种植体代型相连接

图6-33 将速凝树脂材料注入硅橡胶阴模

图6-34 口内就位个性化转移体

图6-35 完成最终修复

（五）数字化印模

随着数字化技术的快速发展，数字化印模技术已在种植临床中得到一定程度的应用，数字化印模解决了传统印模中印模材料引起患者不适、模型灌注易出现气泡或印模由于外部原因出现形变等问题。数字化印模采用口内扫描系统，通过扫描与种植体相连接的扫描杆获取种植体的三维位置，同时可准确地获取口内的咬合关系（图6-36～图6-41），从而在软件中进行修复体设计，并通过CAD/CAM技术完成修复体制作，减少了临床医生的椅旁操作时间。

国产种植体系统在数字化技术方面的发展相对滞后，与目前主流种植体系统仍存在较大差距。虽然目前少数国产种植体系统已经具备数字化印模的扫描配件，但由于目前主流的数字化设计软件中缺乏国产种植体的数字化信息，国产种植体系统在数字化应用方面仍受到较大程度的限制。这一短板若不弥补，将极大限制国产种植体的进一步发展。

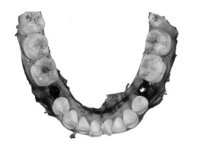

图6-36　扫描牙龈袖口，
并完成下颌牙列扫描

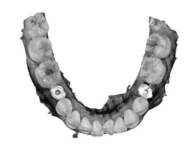

图6-37　就位扫描杆，
获取种植体三维位置

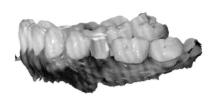

图6-38　扫描杆侧面观

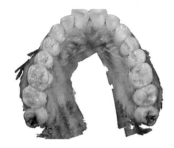

图6-39　完成对颌牙列扫描

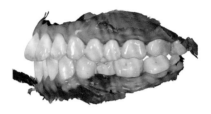

图6-40　扫描左侧咬合

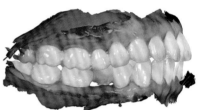

图6-41　扫描右侧咬合

二、咬合记录制取

在游离端缺失、连续多颗后牙缺失或咬合不稳定的种植病例中，尽管已制取精确的印模，但在制作修复体的过程中常出现模型晃动的情况，导致技师无法在稳定的咬合关系上制取最终修复体，因此咬合记录的制取对于修复体的精确制作至关重要。常用方法有以下两种。

（一）采用修复基台进行记录

选择合适高度的基台，于口内就位后，将咬合硅橡胶材料注射于上颌牙列咬合面。不建议将硅橡胶材料注射于下颌牙列，是避免由于咬合硅橡胶材料的重力作用，影响患者的闭口运动轨迹，影响咬合记录准确性。另外，在制取咬合记录时，不建议使用蜡片替代咬合硅橡胶材料，由于蜡片在外界因素下易出现形变，因此必须采用弹性较低、不易形变的咬合专用硅橡胶，从而保证咬合记录的准确性。待咬合硅橡胶材料硬

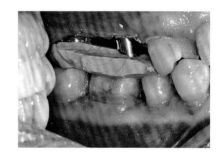

图6-42　利用基台制取咬合记录

固后，取下咬合硅橡胶材料进行修整，利用刀片去除进入邻牙倒凹、与软组织接触的多余硅橡胶材料。最后，需要将修整完成的咬合硅橡胶材料再次戴入口内，检查是否可顺利复位及咬合关系是否正确（图6-42）。

（二）采用愈合基台、转移体等部件进行记录

选择合适高度的愈合基台或转移体，于口内就位后，将咬合硅橡胶材料注射于上颌牙列咬合面，待咬合硅橡胶材料硬固后，取下咬合硅橡胶材料进行修整，利用刀片去除进入邻牙倒凹、与软

组织接触的多余硅橡胶材料。最后，需要将修整完成的咬合硅橡胶材料再次戴入口内，检查是否可顺利复位及咬合关系是否正确（图6-43、图6-44）。

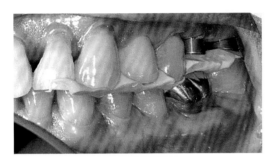
图6-43　利用愈合基台制取咬合记录

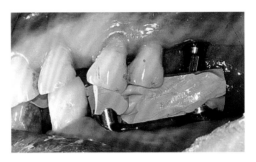
图6-44　利用转移体制取咬合记录

三、种植牙修复

种植牙的目的在于恢复患者的美观、咀嚼功能。为保证修复体的长期使用，修复体应具有良好的固位、支持及稳定作用。

（一）基台的选择

基台作为连接修复体与种植体的修复部件，与天然牙预备体相似，可为修复体提供良好的固位及支持。选择适宜的基台对修复体的长期使用尤为重要，但基台的选择通常受到种植术区的水平修复距离、垂直修复距离、种植体的穿龈高度、种植体的颊舌向位置等因素影响。

1. 基台高度及固位方式　根据修复体的固位方式，基台通常分为粘接固位基台及螺丝固位基台。对于粘接固位基台而言，为保证足够的粘接强度，避免修复体在长期使用过程中出现脱粘接的情况，通常建议基台每个粘接面的粘接高度均不低于4 mm。因此对于垂直修复距离充足的病例，应尽量选择粘接高度更高的基台；而当垂直修复距离不足，基台粘接高度不足4 mm时，需根据实际情况通过调磨对颌牙、正畸压低对颌牙等方式获取足够的粘接高度，或者采用螺丝固位的方式进行修复，但需在术前做好评估和修复设计。

2. 基台角度　根据修复角度的有无，基台可分为直基台、角度基台。当种植体轴向较为理想时，可采用直基台进行最终修复；而当种植体轴向不理想、无法采用直基台进行修复时，则需要采用角度基台，将修复体的轴向调整至适宜的位置。在美学区，角度基台的应用往往更为常见，为获得良好的美学效果，避免最终修复体唇侧开孔，通常需要将修复体的轴向调整至腭侧。

3. 基台的宽度　基台的宽度往往取决于种植术区的水平修复距离，对于粘接固位基台而言，粘接面积的大小不仅取决于高度，也取决于其宽度。因此应根据水平修复距离的大小，选择适宜宽度的基台，避免出现基台宽度与水平修复距离相差甚远的情况。

（二）咬合调整

种植牙相对天然牙来说，缺乏牙周膜这样的生理结构。天然牙受到咬合力时，可以通过牙周膜将所受到的咬合力分散至周围的骨组织，而当种植牙受到咬合力时，无法通过牙周膜进行缓冲。因此在调整种植牙正中咬合时应调整为轻咬合，避免种植牙受到过大的咬合力。通常作用于种植牙的力量包括垂直向压力及水平向压力，垂直向压力可以通过种植体的螺纹以压缩应力的方式传导至周围的骨组织，但当种植体受到过大的水平向压力时，种植体将发生弯曲形变，对周围骨组织产生压缩及拉伸应力，易造成周围骨组织的吸收。因此在设计种植牙咬合时，咬合力应尽量沿种植体长轴传导。另外，在调整后种植牙咬合时应尽量避免水平向咬合力的产生，对于单颗种植修复，应无前伸及侧方咬合干扰（图6-45～图6-47），连续多颗种植修复则应形成尖牙保护𬌗或组牙功能𬌗，消除可能存在的前伸、侧方咬合干扰，而对于前牙种植修复，应形成前伸平衡接触（图6-48～图6-50）。

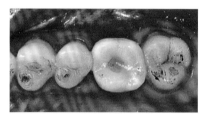 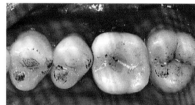 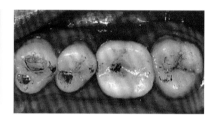

图6-45　26牙正中咬合　　　　　　图6-46　26牙前伸咬合　　　　　　图6-47　26牙侧方咬合

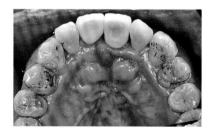 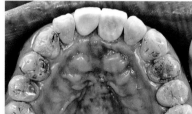 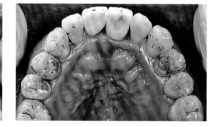

图6-48　21牙正中咬合　　　　　　图6-49　21牙侧方咬合　　　　　　图6-50　21牙前伸咬合

（三）修复流程

在为患者佩戴修复体前，需在模型上检查修复体形态是否与邻牙相协调，修复体和基台对接处是否密合无缝，基台与对颌牙之间是否有足够的修复空间。

1. 取下愈合基台　无论是采用粘接固位还是螺丝固位修复，在试戴基台及修复体前均需取下愈合基台（图6-51、图6-52），清洁种植体牙龈袖口，避免污物残留引起局部炎症。

2. 就位修复基台　在口内就位修复基台后（图6-53），需检查基台与对颌牙的距离，避免出现未发现基台与对颌牙间距离过窄而盲目调𬌗，最后导致修复体咬合面过薄甚至在调磨过程中磨穿的情况。

3. 试戴最终修复体　在基台就位后，将最终修复体于口内就位，此时可通过牙线对邻接进行检查，确认修复体与邻牙的邻接是否良好。应当避免出现邻牙的阻挡，而导致修复体无法就位，当牙线可有阻力通过天然牙与种植牙之间的邻接，但不拉丝时，可认为邻接良好。在试戴修复体时可通过探针检查修复体与基台对接处是否严密无缝，可辅以根尖片确认基台、修复体是否就位良好，边缘是否密合（图6-54）。

4. 调整咬合关系　在确认基台及修复体就位后，检查种植牙冠的咬合情况（图6-55、图6-56），避免出现早接触点、前伸及侧方咬合干扰。

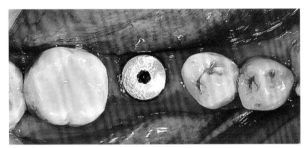

图6-51　戴牙前口内记录

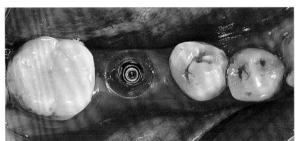

图6-52　旋下愈合帽，生理盐水冲洗

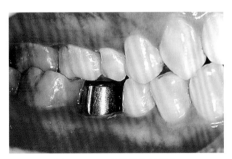

图6-53　口内就位修复基台

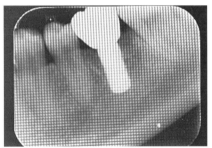

图6-54　拍片确认基台、修复体就位良好

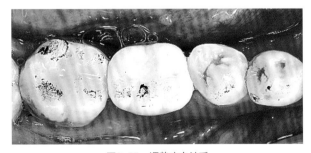

图6-55　调整咬合关系

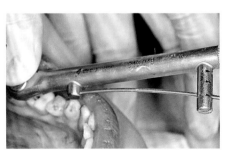

图6-56　施加扭力，完成修复

第四节 种植修复体的长期维护

种植修复完成后，患者的口内便有了种植牙，医生需要和患者交代种植修复后期的使用注意事项及定期复诊的时间。种植牙的寿命与后期的长期维护密切相关，在长期使用的过程中，种植牙也可能会出现许多的问题，而长期维护的意义就在于尽量减少这些问题发生的可能，及时发现并解决这些问题。因此，定期复诊对于种植修复体的长期维护来说非常重要。

本节将首先介绍种植修复体在长期使用的过程中可能出现并发症，并通过病例展示相关的处理方法。其次，介绍在种植修复体长期维护过程中的一些方法，包括患者的自我维护和医生的辅助维护两个方面。

一、种植修复体并发症的治疗

种植体周围软硬组织的炎症状态根据程度不同可以分为种植体周围黏膜炎和种植体周围炎两种。当戴上修复体后，种植体周围仅出现软组织的炎症，探诊出血阳性，但尚未发生种植体周围的骨破坏，则诊断为种植体周围黏膜炎。但是如果种植修复完成后种植体周围发生渐进性的骨丧失，并且种植体周的探诊出血阳性，则基本可以诊断为正在发生中的种植体周围炎。

通过下面这两个病例，可以看到种植体周围黏膜炎和种植体周围炎的具体表现，同时了解此类种植修复体并发症发生后的具体处理办法。

（一）种植体周围黏膜炎

患者二期术后2周戴临时修复体诱导牙龈成型。图6-57为临时修复体戴入患者口内后的情况。

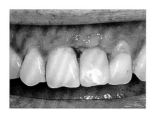 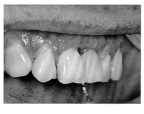 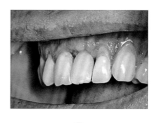

A   B   C

图6-57 临时修复体戴入患者口内后的情况
（A.正面观；B.侧面观；C.侧面观）

患者在戴入临时修复体1周后，因不适复诊，检查可见21牙唇侧出现脓肿，修复体松动，袖口内出现大量肉芽，刺破脓肿后溢脓，出现瘘管。（图6-58）

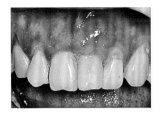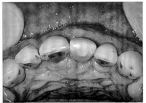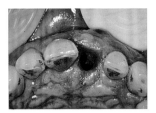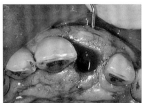

图6-58　患者戴入临时修复体1周后口内情况

经过分析，有如下原因造成患者在戴入临时修复体后出现脓肿:①修复体发生松动；②修复体制作不良（图6-59）；③患者有吸烟的习惯，口腔卫生不良。

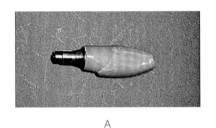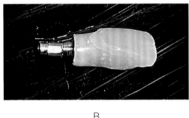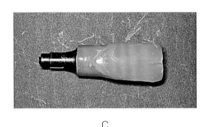

A　　　　　　　　　　B　　　　　　　　　　C

图6-59　临时修复体为不良修复体，修复体颈部有台阶，未充分抛光

结合影像学检查，发现患者并未出现种植体周骨丧失，因此诊断患者为种植体周围黏膜炎，并为患者进行相应处理，详细如图6-60、图6-61所示。

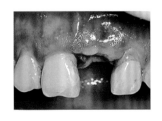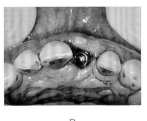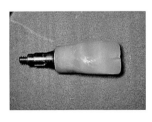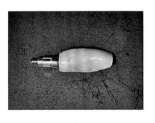

A　　　　　　　　　　B　　　　　　　　　　A　　　　　　　　　　B

图6-60　充分刮除袖口内及瘘管内的肉芽组织；大量生理盐水反复冲洗，激光理疗，在瘘管及修复体周围盐酸米诺环素（派力奥）　　图6-61　修改临时修复体外形，光滑，无台阶

患者1周后复诊，瘘管愈合，唇侧红肿消退，腭侧轻度红肿，袖口内腭侧见少量肉芽（图6-62）。

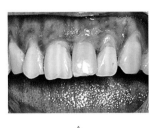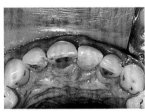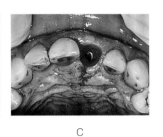

A　　　　　　　　　　B　　　　　　　　　　C

图6-62　种植体周围黏膜炎治疗1周后口内情况
（A. 正面观；B. 𬌗面观；C. 取下修复体）

为患者刮除腭侧的肉芽组织，并用大量生理盐水反复冲洗，激光理疗，在修复体周围上盐酸米诺环素（派力奥）。（图6-63）

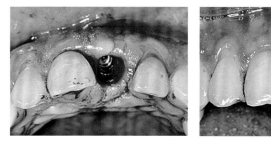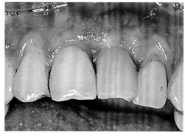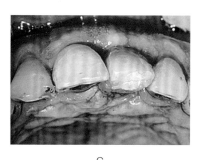

A   B   C

图6-63　再次行种植体周围黏膜炎治疗

（A. 刮除腭侧肉芽组织；B. 在修复体周围上派力奥；C. 修复体周围上药后殆面观）

（二）种植体周围炎

患者行11牙烤瓷冠修复、21牙种植修复2余年，半年前上前牙出现流血、流脓，未出现牙冠及种植体松动。患者诉有用前牙啃鸡爪等硬物的习惯。CBCT显示21种植体周围骨弧形吸收，吸收高度约3 mm。术前口内照、CBCT影像、探诊记录如图6-64～图6-66所示。

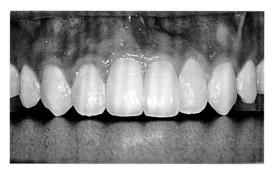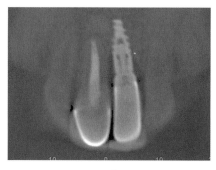

图6-64　术前口内照　　　　　　　图6-65　术前CBCT影像

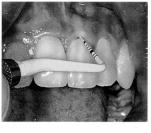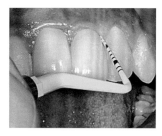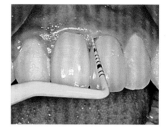

A   B   C

图6-66　探诊记录

第一次治疗的处理方式主要是生理盐水冲洗，激光理疗，注射盐酸米诺环素（派力奥）至种植体牙周龈沟内（图6-67、图6-68）。

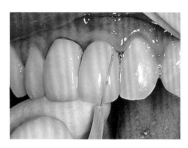
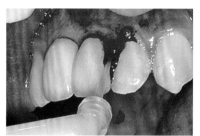

图6-67　激光理疗修复体周围软组织　　图6-68　在修复体周围上盐酸米诺环素

因后期该位点的种植体周围炎并未停止，因此计划为患者进行手术处理。术前对术区行洁刮治疗，在21牙近远中邻接区、11牙远中邻接区利用树脂与邻牙相连接。于11、21、22牙唇腭侧龈沟内做切口，暴露骨吸收区域，此时可见种植体暴露区被炎性组织覆盖。利用刮匙去除炎性组织，激光处理（图6-69～图6-71）。

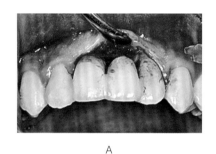
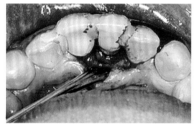
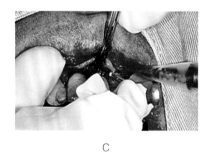

A　　　　　　　　　　　　　　B　　　　　　　　　　　　　　C

图6-69　激光处理后，可见种植体螺纹暴露，术区清洁

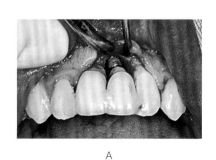
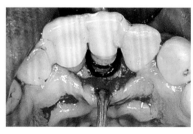
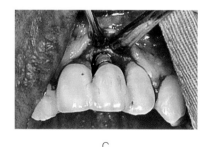

A　　　　　　　　　　　　　　B　　　　　　　　　　　　　　C

图6-70　激光处理后，上盐酸米诺环素，用生理盐水冲洗

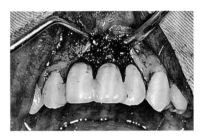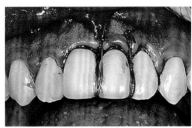

图6-71　21牙唇腭侧填入Bio-Oss骨粉，单颗牙的双乳头悬吊垂直褥式缝合

调殆。检查咬合情况，将上前牙的牙齿调整为无接触。术后根尖片如图6-72所示。

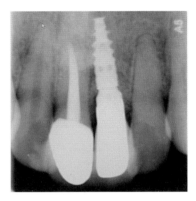

图6-72　术后根尖片

（三）小结

　　现阶段种植体周围炎已成了一个非常被关注的问题。对于种植体周围炎的治疗手段，主要分为保守治疗和手术治疗。保守治疗和手术治疗各有其适应证，医生应根据患者的情况为患者制订个性化的诊疗方案。一般对于种植体周围炎来说，可以先采用保守治疗，密切观察治疗效果。在炎症无法得到控制的情况下再进行手术治疗。手术治疗又分为去除性（即去除炎性组织，同时抛光种植体表面）和再生性（即炎症控制后再进行软硬组织增量）治疗。

　　关于预防种植体周围黏膜炎和种植体周围炎的方法，以及在种植体周围黏膜炎和种植体周围炎发生后的处理方式，有如下一些要点被推荐：

　　（1）戴入修复体之前进行充分消毒抛光。

　　（2）去除不良刺激因素（不良修复体、粘接剂等）。

　　（3）充分去除炎症组织（瘘管内+袖口内）。

　　（4）大量生理盐水反复冲洗瘘管内及袖口。

　　（5）激光理疗。

　　（6）盐酸米诺环素（派力奥）。

　　（7）叮嘱注意口腔卫生，及时复诊。

（8）如经上述处理炎症消除仍不明显，应将炎症区牙龈翻开，激光处理种植体表面。

（9）有必要的情况下待患者种植体周围炎控制住以后，进行种植体周的软硬组织增量。

二、种植修复体长期维护的内容

种植修复体的长期维护对于其长期寿命非常重要。患者要配合医生，共同完成种植修复体的长期维护。

（一）患者自我维护

对患者来说，良好的口腔卫生是必须要长期维持的。只有口腔卫生良好，才能减少后期发生种植体周围黏膜炎和种植体周围炎的概率。患者必须正确掌握牙刷、牙缝刷和牙线的使用方法，同时要避免用种植牙去啃咬硬物，减小对种植牙的负载。

（二）种植修复体的定期复诊及医生的辅助维护

在种植修复后，患者必须定期复诊。一般来说，种植修复后1个月、3个月、6个月需分别复诊检查种植修复体使用的情况。在使用情况稳定后可以降低复诊频率，改为每年复诊一次。每次复诊时由医生检查种植修复体的健康状况。如果种植修复体出现了问题，要及时处理。每次复诊时，医生主要的检查内容包括：对种植修复体颊侧、舌侧、近中、远中分别进行探诊，观察探诊深度和探诊出血指数。这些指数可以辅助医生判断患者的种植修复体是否处于健康状态。

种植修复体的咬合情况、牙冠情况、牙冠的触点是否依然良好及种植体周的黏膜状态也属于医生的检查范畴。同时，患者在每次复诊时最好向医生真实反映在前一段时间内自己种植修复体的使用情况，方便医生得到更为全面完整的信息。在检查完成后，常规的生理盐水冲洗可以帮助种植修复体得到更好的清洁。同时医生将根据复诊情况再次对患者进行口腔卫生宣教及种植修复体周维护的指导。

◎ 参考文献

［1］　Misch CE. Contemporary implant dentistry[M]. 3rd ed. St. Louis: Mosby, 2007.

［2］　Buser D, Arx TV, Bruggenkate CT, et al. Basic surgical principles with ITI implants[J]. Clinical Oral Implants Research, 2000, 11 (S1) : 59–68.

［3］　Lindhe J, Lang NP, Karring T. Clinical periodontology and implant dentistry[M].5th ed. Oxford: Quintessence, 2008.

［4］　Hashim D, Cionca N, Combescure C, et al. The diagnosis of peri-implantitis: a systematic review on the predictive value of bleeding on probing[J]. Clinical Oral Implant Research, 2018, 29 (S16) : 276-293.

［5］ Salvi GE, Monje A, Tomasi C. Long-term biological complications of dental implants placed either in pristine or in augmented sites: a systematic review and meta-analysis[J]. Clinical Oral Implant Research, 2018, 29 (S16) : 294-310.

［6］ Schimmel M, Srinivasan M, McKenna G, et al. Effect of advanced age and/or systemic medical conditions on dental implant survival: a systematic review and meta-analysis[J]. Clinical Oral Implant Research, 2018, 29 (S16) : 311-330.

［7］ Roccuzzo M, Layton DM, Roccuzzo A, et al. Clinical outcomes of peri-implantitis treatment and supportive care: a systematic review[J]. Clinical Oral Implant Research, 2018, 29 (S16) : 331-350.

［8］ Heitz-Mayfield LJ, Mombelli A. The therapy of peri-implantitis: a systematic review[J]. the International Journal of Oral & Maxillofactical Implant, 2014, 29 : 325-345.

［9］ Heitz-Mayfield LJ, Needleman I, Salvi GE, et al. Consensus statements and clinical recommendations for prevention and management of biologic and technical implant complications[J]. the International Journal of Oral & Maxillofactical Implant, 2014, 29 : 346-350.

［10］ Klineberg IJ, Trulsson M, Murray GM, et al. Occlusion on implants—is there a problem?[J]. Journal of Oral Rehabilitation, 2012, 39 (7) : 522-537.

［11］ Wittneben JG, Joda T, Weber HP, et al. Screw retained vs. cement retained implant-supported fixed dental prosthesis[J]. Periodontology 2000, 2017, 73 (1) : 141-151.

［12］ 吴明桃，徐晓，陈慧，等. 运用 DGGE 分析慢性牙周炎患者唾液微生物群落结构[J].口腔医学，2012，32（2）：65-68.

［13］ 程磊，吴尧，于海洋，等.牙种植体周围微生物研究[J].华西口腔医学杂志，2019，37（1）：7-12.

［14］ 刘宝林. 口腔种植学[M].北京：人民卫生出版社，2011.

［15］ 保母须弥也，细山恒.口腔种植咬合技术[M].汤学华，译.沈阳：辽宁科学技术出版社，2019.

［16］ 满毅.口腔种植的精准植入技巧——如何避免种植手术的毫米级误差[M].北京:人民卫生出版社，2018.

［17］ 宿玉成.现代口腔种植学[M].2版.北京：人民卫生出版社，2014.

（满毅　孙瑶）

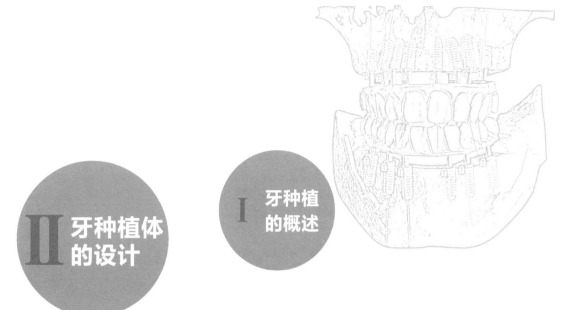

II 牙种植体
的设计

I 牙种植
的概述

III 牙种植体
的精密机
械结构

VII 种植X线
的诊断分
析和设计

IV 牙种植体
表面改性

VIII 牙种植修
复的评价
体系

V 牙种植体的
生物力学

VI 牙种植修
复的临床
路径

IX 牙种植体修
复的微生物
评价

第一节　种植X线检查方法的选择

一、与种植相关的影像学要求及其他相关规定

2013年4月23日，国家卫生和计划生育委员会印发《口腔种植技术管理规范》，规定种植修复必须要符合相应的基本要求，方能开展种植治疗。

（一）医疗机构基本要求

（1）医疗机构开展口腔种植诊疗技术，应当与其功能、任务相适应。

（2）有卫生行政部门核准登记的口腔科诊疗科目。

（3）房屋建筑面积与功能划分、设备设施与人员配备应当符合原卫生部印发的《医疗机构基本标准（试行）》的基本要求。

（4）用于口腔种植外科治疗的诊室应当是独立的诊疗间。用于口腔种植诊疗的诊室除具备基本诊疗设备及附属设施外，同时应当装备口腔种植动力系统、种植外科器械、种植修复器械及相关专用器械。

（5）具备曲面体层或颌骨CT影像诊断设备及诊断能力。

（6）用于口腔种植诊疗的诊室的消毒管理应当符合《医疗机构口腔诊疗器械消毒技术操作规范》要求。

（7）从事使用射线装置的医疗技术人员应当持有当地卫生行政部门颁发的《放射工作人员证》，并按照相关规定开展诊疗活动。

（二）医师基本要求

（1）取得《医师执业证书》，执业范围为口腔专业。

（2）具有口腔医学专业本科及本科以上学历的口腔执业医师接受正式口腔种植学教育120课时以上（含种植学实习）考试合格；或经过口腔种植学的继续教育累计Ⅰ类学分40分以上；或在境内外教育机构（我国教育部认可的教育机构）接受口腔种植学培训和学习满3个月并获得结业证书，方可从事口腔种植诊疗活动。

（3）在医疗机构设立的专业口腔种植科室工作3年以上，并专职从事口腔种植临床诊疗工作的医师可免于培训。

（三）技术管理基本要求

（1）严格遵守相关技术操作规范和诊疗指南，根据患者病情、可选择的治疗方案等因素综合判断治疗措施，因病施治，合理治疗，严格掌握口腔技术的适应证和禁忌证。对患有全身系统性疾病或局部疾患等种植治疗禁忌证的患者应当待全身或局部疾患改善后酌情实施种植治疗。

具有种植治疗适应证并同意接受种植治疗的患者在首次手术治疗前应当依照常规进行颌骨X线检

查与诊断、必要的血液检查及传染病筛查。

（2）对具备口腔种植治疗适应证并同意接受种植治疗的患者，经治医师应当履行告知义务，并签署种植治疗知情同意书。

（3）开展口腔种植治疗活动的医疗机构应当建立完善的种植门诊病历，其书写与管理应当执行原卫生部《病历书写基本规范》，种植门诊病历还应当包括X线检查记录、手术记录、治疗记录、使用材料（含种植体）登记记录、复诊记录等。

（4）医疗机构和医师按照规定定期接受口腔种植技术临床应用能力评价和临床应用效果评估，包括病例选择、手术成功率、严重并发症、药物并发症、医疗事故发生情况、术后患者管理、患者生活质量以及随访情况和病历质量等。

（四）其他管理要求

（1）使用经国家药品监督管理部门审批的口腔种植技术所需的材料、器械、设备。

（2）建立口腔种植技术医用器材登记制度，保证器材来源可追溯。在患者住院病历中手术记录部分留存介入医用器材条形码或者其他合格证明文件。

（3）严格执行国家物价、财务政策，按照规定收费。

二、锥形束CT的检查及临床应用

（一）CBCT检查

CBCT检查的优势及操作中的注意事项如下：

（1）CBCT拍摄范围应该有不同视野，如大、中、小视野的选择。

（2）CBCT图像有良好的观察质量。

（3）CBCT机器拍摄定位准确，有清楚的三条激光线定位标识。

（4）容易摆位及固定患者。

（5）拍摄时有可供观察的小窗了解患者拍摄时的状况，发现异常可以立即停止。

（6）检查患者拍摄前是否已经取下耳环、项链、活动义齿、金属发卡等可能影响图像的物体。

（二）CBCT的临床应用

（1）CBCT图像的清晰度与拍摄视野有相关性，视野大则清晰度低，视野小则清晰度高。

（2）CBCT应该可以清楚显示牙及周围组织、邻近重要的解剖结构。

（3）单颗牙或者少数牙种植应当选择小视野，多颗牙种植时才推荐使用中视野或者大视野；不建议把CBCT当作全景片使用。

（4）选择合适的曝光条件，根据患者头颅大小、胖瘦等选择不同的曝光条件。

（5）CBCT的数据结构应该是符合国际标准的DICOM格式，可以用于第三方软件。

（6）在轴位（水平位）和矢状位上种植术后2个种植体之间出现的黑色影像可能会影响判断，

可以补拍根尖片观察；或者在冠状位上进行观察。

（7）对于上颌种植修复，术前、术后建议都拍摄CBCT，以便了解上颌窦内的情况及根据影像选择合适的手术方法；前牙区存在美学的要求，更应该拍摄CBCT，以了解种植床的骨质情况，正确选择种植体植入的位置、方向及种植体大小等。如果确定种植体位置正确，以后复查或者二期手术时可以选择根尖片或者全景片。CBCT在种植中的术后评估应用如图7-1所示。

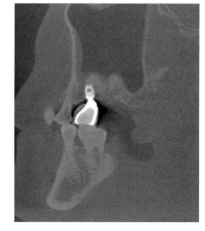

图7-1　CBCT在种植中的术后评估应用

三、全景片在牙种植中的应用

全景片作为种植术前评价标准的要求如下：

（1）全景片要求体位准确，两侧对应的牙齿形状/体积大小一致。

（2）全景片应有良好的对比度。

（3）上颌窦壁应该可以清楚地显示出来。

（4）可以很好地评价上颌牙齿与上颌窦的相关关系。

（5）术前、术后有可以使用的对比性和重复性。

（6）颈椎基本不与下颌骨重叠。

（7）由于全景机设计的原理及拍摄时患者的原因，一些患者前牙区会出现影像不清楚的现象，当上、下颌前牙区牙齿影像不清楚时可以选择拍摄根尖片。种植术后种植体变形可以选择拍根尖片检查。

（8）要求患者拍摄前取下耳环、项链、活动义齿、金属发卡等可能影响图像的物体。

（9）当患者拍摄时移动造成的伪影影响诊断时，需要重新拍摄。

全景片种植术前、术后的评估如图7-2所示。

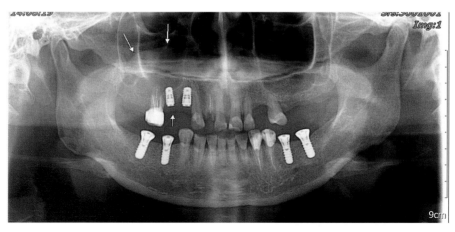

图7-2　全景片种植术前、术后的评估

四、根尖片（牙片）在牙种植中的应用

根尖片（牙片）在口腔种植中的应用如下：

（1）一般情况下，根尖片在种植术前不能作为指导和确定种植手术的指征，只能作为其他影像检查方法的补充。

（2）术后可拍摄根尖片，用以判断种植体的前后向的位置关系，但不能确定内外向的位置关系。

（3）根尖片拍摄要遵循拍片的原则，可以采用分角线或者平行投照的方法。

根尖片在口腔种植中的应用如图7-3所示。

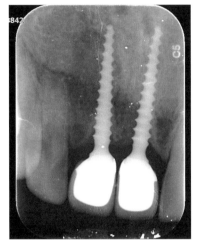

图7-3 根尖片显示种植术后

五、牙种植X线检查的相关防护要求

口腔种植X线检查的相关防护要求如下：

（1）X线检查要按照国家相关的放射防护的法律法规进行；口腔种植手术的开展必须配备全景机及牙科CT机，术前要拍摄相应X线片，并具备做出正确诊断的能力，以正确确定种植手术方法和路径。

（2）根据目前我们的临床实践，全景片、CBCT拍摄时，患者应根据需要穿铅衣或者铅围裙，根尖片拍摄可使用铅围脖；拍摄下颌骨及牙齿的时候不主张使用铅围脖，否则会造成影像重叠无法诊断或者造成反复重新拍摄；牙科X线检查不主张使用铅帽，不能使用铅眼镜；牙科X线检查要求去除颈部以上所有的金属物，以免图像不清楚而需要重新拍摄。

（3）孕妇除非必需，一般不建议在妊娠3个月内拍摄X线片。

（4）如果种植患者或者其他患者无法沟通，均不建议进行X线检查。

（5）X线不是放射性核素，不能与核辐射相提并论；目前为止尚未有足够的证据证明常规的牙科X线检查可以造成辐射危害。

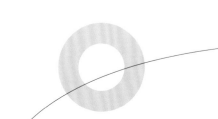

第二节　种植X线的诊断分析

从影像学的角度，我们必须思考四个方面的问题：一是种植术前种植区域的骨的高度、长度、宽度的评估，同时还要考虑到骨的密度，如各类骨质的区别，以及骨内存在的其他结构，如骨岛、致密性骨炎、牙骨质-骨结构不良、骨修复不良等；二是种植术中可能出现的问题及对策；三是种植术后骨结合情况的判断；四是种植并发症的影像学表现。

一、种植部位解剖因素的思考

对种植部位解剖因素的思考如下：

（1）上颌前牙区：鼻底、鼻腭管。

（2）上颌后牙区：上颌窦及相关结构、翼板、上颌结节、上颌后牙牙槽管。

（3）下颌前牙区：舌侧管、切牙孔、颏棘及颏嵴。

（4）下颌后牙区：下颌神经管、颏孔、磨牙后孔、舌下孔、下颌舌骨线。

（5）颧骨区域：眼眶底、眶下孔、颧骨。

二、种植部位骨质密度的思考

（一）致密骨结构

1.骨岛　骨岛在X线片上体现为发生于上、下颌骨内的高密度影像，形状呈规则或不规则状。全景片上下颌骨内的骨岛容易被识别，而上颌骨内的骨岛则容易被忽略。种植过程中应该考虑到该结构的存在，采用相应的手术方法。

2.牙骨质-骨结构不良　这是一种常见的、X线表现类似根尖周炎的病变，因为其表现形式多样，容易引起误诊。低密度影常常被误诊为囊肿，高密度影易被误诊为肿瘤改变，混合密度影又很难确诊。其特征性的X线征象是高密度影周围有一层低密度的包膜影像，评估是否种植时，应该考虑其病变的时期及可行性，否则容易造成种植术后种植体的脱落。

3.致密性骨炎　也称为"炎性骨"，常常由原患牙反复根尖发炎造成颌骨骨质反应性增生，而形成类似1级骨的密度，缺乏血供。种植评估时应当引起重视，仔细阅片，认真研判。

（二）疏松骨结构

1. 拔牙窝的愈合　按照骨修复的时间，拔牙窝一般需要3~6个月才能恢复。对于少数人来说可能需要更长的时间，年轻人恢复的速度快于老年人，可以通过X线检查进行初步判断。极少数患者在3~6个月以后拍摄CBCT显示骨密度很低，此时需要仔细地甄别原因，有些是由于存在感染，有些是由于遗留残根或者其他物体引起牙槽窝恢复发生异常。如果临床上检查牙龈及牙槽窝正常，则需要补充拍摄根尖片进行辅助诊断，原因是CBCT和根尖片、全景片拍摄的电压不一致，导致图像黑度不同。电压越高穿透力越大，在临床上CBCT的电压远远大于根尖片和全景片；另外，还有部分患者也可能有因骨钙化程度不一致导致类似的影像学表现。

2. 骨质疏松症　该病为多种原因导致的骨密度和骨质量下降，骨的微结构破坏，骨脆性增加，从而容易发生骨折的全身性骨病。骨质疏松症分为原发性和继发性，原发性分为绝经后骨质疏松症（Ⅰ型）、老年性骨质疏松症（Ⅱ型）和特发性骨质疏松（包括青少年型）三种。绝经后骨质疏松症一般发生在妇女绝经后5～10年内；老年性骨质疏松症一般指70岁后发生的骨质疏松症；而特发性骨质疏松症主要发生在青少年，病因尚不明确。一般全景片可以初步判断，临床医生在种植前应该了解患者骨质在X线片上的表现，由于骨质疏松症的存在，下颌骨神经管的影像往往不清楚，下颌骨皮质骨会变薄。

（三）上、下颌骨的变异

1. 上颌窦

（1）大多数人的上颌窦基本上位于前磨牙和磨牙区域，上颌牙根与上颌窦的关系可以分为三种：①远离上颌窦底；②接近上颌窦底；③位于上颌窦内（图7-4）。

牙齿的炎性病变可以造成上颌窦炎症，如上颌窦积液、黏膜增厚、黏膜下脓肿等改变，从而间接影响上颌窦底提升术的顺利开展。

（2）有少数患者的上颌窦腔可以延续到中切牙区域，所以有可能在上颌前牙区种植时出现上颌窦穿孔，医生在阅读X线片时应该注意。（图7-5～图7-7）

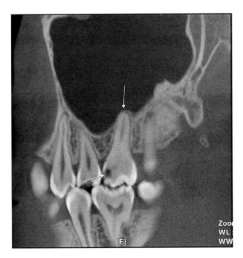

图7-4　上颌牙根位于上颌窦内

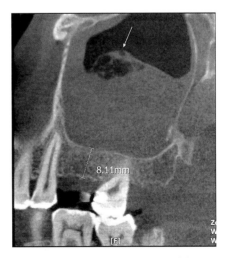

图7-5　上颌窦积液及气体征象：液气征

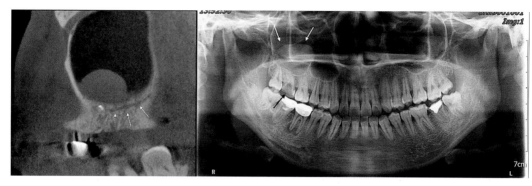

图7-6　上颌窦潴留性囊肿

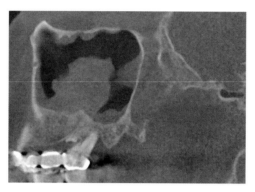

图7-7　上颌窦息肉

2.下颌神经管的形状及分支

（1）在普通的全景片上我们往往只能看见一个完整或者不完整的下颌神经管的影像，以及位于前磨牙根尖下方的颏孔，但在CBCT上就可以发现各种各样的征象，如双神经管、神经管的分支、超过2个及以上的颏孔、与舌下动脉相通的舌侧孔、颏部的较大的神经管分支及颏管等变异结构。

（2）粗大的神经管。少数患者可以出现明显的神经管的膨大，但双侧是比较对称的。临床上可能会被误认为"血管瘤或者血管性病变"。

（3）颏部也存在明显的神经管分支，以前被称为"营养管"。有少数人这种"营养管"比较粗大，种植时会发生明显的出血，极少数人甚至会出现麻木的征象。（图7-8～图7-10）

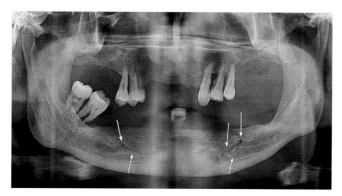

图7-8　神经管及分支（全景片箭头）、颏孔及继续往前行的神经管

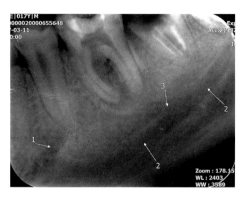
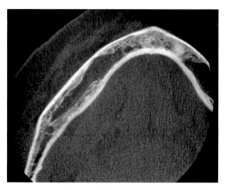

图7-9　神经管及分支（根尖片）　　　　　　　　图7-10　粗大的神经管
（1.颏孔；2.神经管；3.分支）　　　　　（CBCT水平位显示右侧下颌神经管呈不规则粗大）

三、种植术后骨结合

种植术后骨结合情况可以采用根尖片、全景片和CBCT来判断。临床医生将根据不同的部位、种植后的时间、与上颌窦的关系、手术的方法及可能出现的并发症等采用不同的检查方法。如判断种植体的位置关系就不适合采用根尖片和全景片，而应该拍摄CBCT；如果想了解上颌窦的情况必须拍摄CBCT；如果医生确定种植的位置很正，只是想了解牙种植体与邻近牙的关系，可以选择只拍摄根尖片或者全景片；如果牙种植体数目较多，建议先选择全景片，观察与周围牙及相关结构的关系，如果发现个别种植体有疑问，可以补拍根尖片或者CBCT。

四、种植常见并发症的影像学表现

（一）种植体脱落移位进入上颌窦内

1. 种植术中进入上颌窦　由于术前对于影像中上颌骨骨量和密度等方面判断的不足，在操作上出现不正确的方法，导致种植体进入上颌窦内。

2. 二期时种植体进入上颌窦内　种植术后二期修复时对影像学的判断出现偏差，可导致种植体进入上颌窦内。（图7-11）

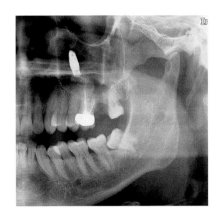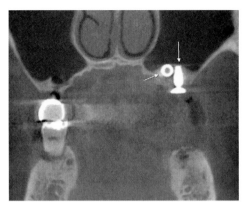

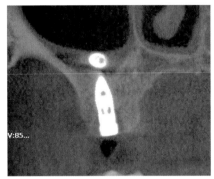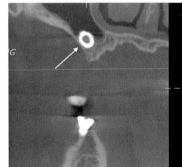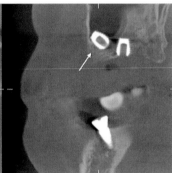

图7-11　种植体进入上颌窦内
（各种不同的种植体进入上颌窦内，以及不同的位置关系）

（二）下颌神经管损伤

直接损伤神经管常常是由术前对于影像的判断不准确造成的，尤其是用全景片判断时更容易发生。无论是全景片或者CBCT，神经管影像不清楚时，盲目评估神经管的位置容易导致神经管的损伤。（图7-12、图7-13）

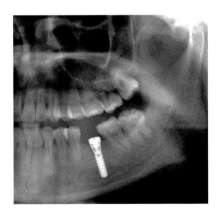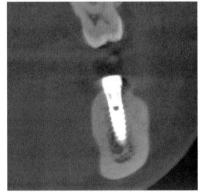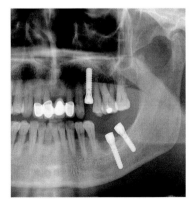

图7-12　神经管损伤
［全景片（局部）及CBCT显示种植体超过神经管达到下壁］

图7-13　神经管损伤
［全景片（局部）显示36种植体超过神经管达到下颌皮质骨上方］

（三）上颌窦出血

种植术后上颌窦出血是比较常见的并发症，在影像学上常常有以下几种表现方式。

1. 上颌窦黏膜下出血　沿着黏膜下方渗血，将黏膜掀起，影像学上表现为黏膜增厚；与术前CBCT比较可以清楚显示。（图7-14）

2. 上颌窦黏膜下血肿　与术前CBCT比较可以发现在某一个位置的黏膜下方形成半球样的突起，边缘光滑；也可以伴有少量黏膜下出血。（图7-15）

3. 上颌窦积血（液平面征象）　当种植术后黏膜破损形成较多的软组织影像，可以出现液平面征象，也可显示为斜形的征象，或者"V"形征象。

4. 上颌窦出血（液气征象）　当出血速度较快，出血很快充满上颌窦腔，血液与上颌窦空气混合，形成液气征象。（图7-16、图7-17）

5. 上颌窦出血后继发感染形成上颌窦脓肿或者积液　种植术后当天复查未见明显出血征象，仅表现为黏膜下出血或者血肿，但一段时间后出现明显的上颌窦积液征象或者液气征象，为上颌窦感染形成的上颌窦积液。

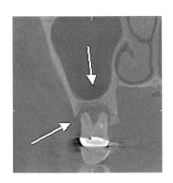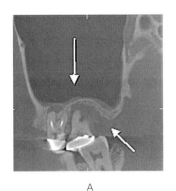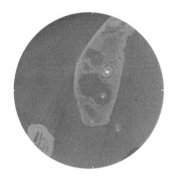

A

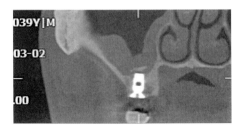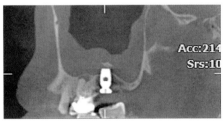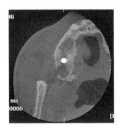

B

图7-14　种植术后上颌窦黏膜下出血

（A. 种植术前16牙牙槽骨吸收明显，上颌窦清晰；B. 种植术后当天上颌窦黏膜增厚，为黏膜下出血征象）

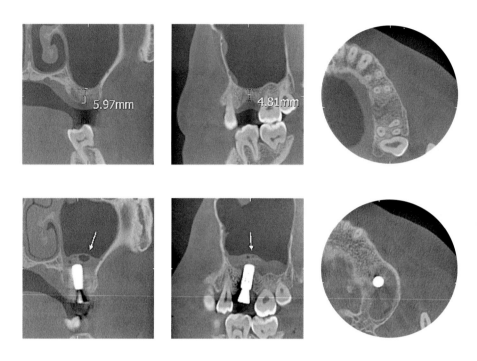

图7-15 种植术后上颌窦黏膜下血肿
（种植术后当天上颌窦黏膜下血肿，可见气泡影）

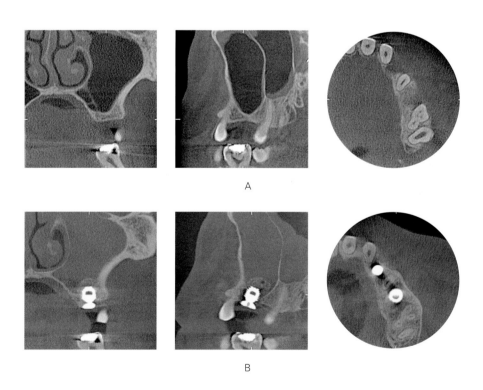

图7-16 种植术后上颌窦出血
（A.术前上颌窦清晰；B.术后当天上颌窦改变整个上颌窦充满血液）

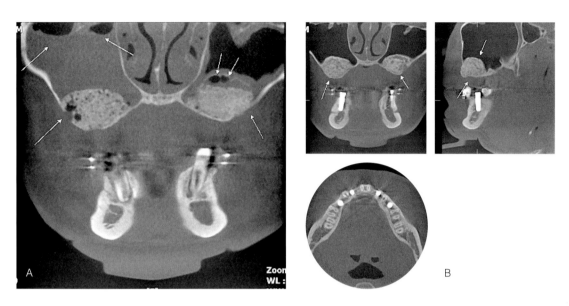

图7-17　外提升术后出血及半年后出血吸收消失
（A. 术后当天；B. 术后当天及术后半年上颌窦的改变）

（四）种植体周围炎

种植体周围炎在影像上常常显示为种植体周围有低密度的牙槽骨吸收，吸收呈角形、"V"形、"U"形或者弧形等，根据牙槽骨吸收的程度可以间接了解种植体的松动程度，以确定种植体周围炎的具体治疗方案。种植体周围炎通常可以选择根尖片或者全景片进行判断，必要时选择CBCT。（图7-18～图7-20）

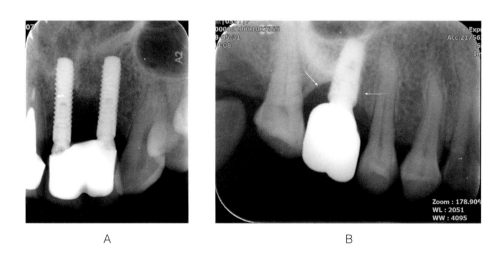

图7-18　种植术后种植体周围炎
（A. 根尖片显示11/21牙种植体周牙槽骨吸收明显；B. 16牙种植体远中牙槽骨角形吸收）

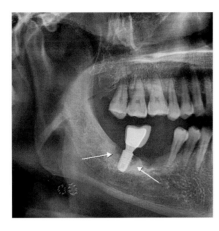 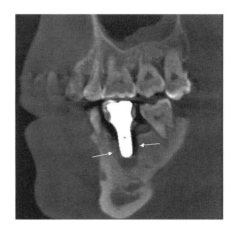

图7-19　种植体周围炎　　　　　　　　　　图7-20　种植体周围炎
（全景片局部显示47牙种植术后，牙槽骨吸收征象）　（CBCT片局部显示36牙种植术后，牙槽骨弧形
　　　　　　　　　　　　　　　　　　　　　　　　　吸收征象）

◎ 参考文献

［1］　王虎，欧国敏. 口腔种植影像学[M]. 北京：人民卫生出版社，2013.

［2］　宫苹，梁星. 陈安玉口腔种植学[M].北京：科学技术文献出版社，2011.

［3］　王虎，郑广宁. 口腔临床CBCT影像诊断学 [M]. 北京：人民卫生出版社，2014.

［4］　山道信之，系濑正通. 上颌窦底提升术 [M]. 北京：人民军医出版社，2012.

［5］　Moreno Vazquez JC, Gonzalez de Rivera AS, et al. Complication rate in 200 consecutive sinus lift procedures: guidelines for prevention and treatment[J]. Journal of Oral and Maxillofacial Surgery， 2014, 72 (5)：892-901.

［6］　李娜，王虎，任家银，等.上颌窦提升术中上颌窦解剖生理及病理的CBCT探讨[J]. 中国口腔种植学杂志，2012, 17(3): 101-105.

（王虎）

I 牙种植的概述

II 牙种植体的设计

III 牙种植体的精密机械结构

IV 牙种植体表面改性

V 牙种植体的生物力学

VI 牙种植修复的临床路径

VII 种植X线的诊断分析和设计

VIII 牙种植修复的评价体系

IX 牙种植体修复的微生物评价

自20世纪60年代瑞典Brånemark教授提出种植体骨结合（osseointegration）理论并将钛种植体应用于第一例临床病例以来，经过近几十年的基础研究和临床实践，牙种植修复已经成为牙缺失的重要修复技术。然而，种植医生需要意识到的是，并非所有存留下来的种植体都是成功的，牙种植成功标准经历着一个不断发展、完善的过程，本章将对具有共识性的牙种植成功标准的发展历程进行概述。

第一节　牙种植成功标准的发展概述

1978年，美国国立卫生研究所（National Institute of Health, NIH）召开的研讨会提出以下牙种植成功的评价标准：① 种植体在任何方向上的动度小于1 mm；② 放射线检查，X线片上所显示的种植体周围射线透射区无异常；③ 垂直方向的骨吸收不超过种植体的1/3；④ 允许有可治愈的牙龈炎；⑤ 无症状，无感染，无邻牙损伤，无感觉异常及麻木，无下颌管、上颌窦及鼻底组织的损伤；⑥ 5年成功率达到75%。后有学者在此基础上提出补充标准，在此期间，临床多使用单个学者在文献中提出的或国际协会推荐的比较综合的评价标准。

1986年，Albrektsson等提出的标准得到学界的广泛认可，主要包括：①种植体无松动；②种植体周围在X线片上无透射区；③种植体负载1年后垂直方向的骨吸收小于每年0.2 mm；④种植术后无持续性或不可逆的并发症；⑤满足上述条件后，5年种植体存留率达85%以上，10年存留率达80%以上。此标准中，种植体成功率通过存留率、持续的初期稳定性、影像学检测骨吸收及是否存在种植体周围软组织炎症等来评估，而骨结合一直是指导牙种植的主要参考。

1995年，我国在珠海召开全国首次种植义齿研讨会，专家们参考国外先进经验并结合我国实际情况，通过充分讨论，从种植体功能、种植并发症、放射学检查及骨吸收程度四个方面提出口腔种植成功的评价标准。

随着骨结合成功率的不断提高，越来越多的参考指标被引入用于评价种植修复体的成功，包括种植体周围软组织的健康状态和自然外观、修复体参数、美学效果、患者满意度等。1989年，Smith和Zarb对Albrektsson提出的标准进行了补充： 成功的种植修复必须保证种植体上部修复体具有足够美观的外形。2004年,Belser等也提出成功的种植支持式义齿应该模拟天然牙的外形。2005年，Fürhauser提出粉色美学评分（pink esthetic score, PES），以近中龈乳头、远中龈乳头、牙龈边缘水平、牙龈外形、牙龈颜色、牙龈质地、牙槽嵴缺损7项指标评分，每项指标分值为2分、1分、0分，2分为最优，0分为最差，总分最高为14分。2009年，Belser等在此基础上将PES改良为5项指标：近中龈乳头、远中龈乳头、牙龈外形、牙龈边缘水平、牙龈根方丰满度或牙龈颜色及质地，每项指标分值仍为2分、1分、0分，最高总分为10分。同时提出着眼于种植体上部修复体本身的白色美学评分（white esthetic score, WES）。

是否存在种植体周围疾病一直是评价种植成功的重要指标。种植体周围疾病有两种表现形式：

种植体周围黏膜炎及种植体周围炎。第七届欧洲牙周学术研讨会上提出把探诊出血（bleeding on probing, BOP）是否伴随进行性的种植体周袋深（peri-implant pocket depth）增加和骨吸收作为诊断种植体周围炎的重要指标。种植体上部修复体戴入后应常规进行临床检查及影像学检查并记录数据，以便为种植患者维护期间种植体周围炎的诊断提供基准。第九届欧洲牙周学术研讨会再次重申BOP可以作为一个可靠的参数用于评估稳定的种植体周围状况或病程进展情况，并强调患者的个人清洁及专业的菌斑控制对于预防种植体周围炎至关重要。

　　除客观标准外，另一个方面是以患者为中心的治疗效果和患者对种植修复的满意度为指标。1996年，Guckes等对种植修复治疗效果进行了分类，该分类除了包括种植体的寿命/存留率，还纳入以患者为中心的治疗效果的内容，即生理、心理和经济影响。Levi等认为：成功的种植，患者对治疗效果的整体满意度等级应该为良好或非常好，种植位置、修复体外形、对发音的影响、咀嚼效率等均对患者整体满意度有重要影响。

　　综上所述，四类最常用的牙种植成功评价指标分别与种植体、修复体、种植体周围软组织、患者主观评价相关。临床研究主要采用种植体和种植体周围软组织参数来衡量种植是否成功，而修复体评价和患者主观评价使用较少。理想的牙种植成功评价标准应将种植体-修复体视为一个整体，对长期效果进行评估。因此，对于长期的整体评价，仍需更多、更进一步的临床研究。

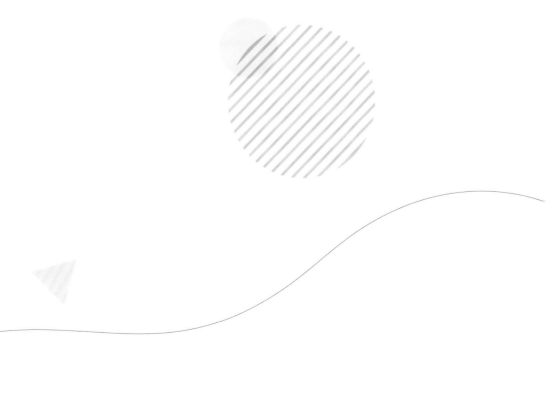

第二节　牙种植修复的评价标准

一、影像学标准

影像学检查是牙种植早期方案制订、术后初期稳定性诊断和成功率评估的重要指标。相对于口内和全景片检查，CBCT能够更准确地测量种植体周围骨组织量并进行三维重建。CBCT在口腔种植修复领域的应用，主要在于术前确定适宜的植入位置及术后评价是否发生并发症并评估其严重程度。Pelekos等认为：① CBCT在检测种植体周围骨内型缺损和种植体周围开窗型缺损方面具有良好的诊断准确性，但对开裂型缺损的准确性较低。② 使用CBCT成像来研究较大尺寸的缺损可以获得更好的检测精度。③ 多种成像技术的结合、拍摄场地及拍摄人员等相关因素共同决定了CBCT的体外诊断效果。④ 基于CBCT的线性测量可能会高估或低估动物模型中的种植体周围骨质丢失。⑤ 目前，没有足够的证据推荐CBCT作为评估种植体周围骨质丢失的标准诊断工具。

（一）种植体三维位置

理想的种植体植入位置要满足三维方面的要求，包括近远中向、唇（颊）舌向及龈向的要求，只有在正确的位置种植，才可能成功。种植体理想的三维位置包括以下几个要求：

（1）种植体距离天然邻牙根面至少1.5~2.0 mm。

（2）种植体的颈部应位于邻牙釉牙骨质界根方1~2 mm。

（3）唇侧骨板至少有1 mm的厚度。

（4）种植体与种植体之间距离不少于3 mm。

（5）种植体与修复体的长轴应基本一致。

（6）种植体顶部建议在牙槽嵴水平下2~3 mm。

种植体的位置和结构是影响种植体边缘骨吸收量的重要因素，而骨质丧失对骨结合成功率的影响最大。故术后要通过影像学手段检查种植体的位置是否与术前设计的一致。

种植体发挥功能的过程中，骨应力的主要表现大致相同，但受力方向和角度的不同使种植体对骨组织的影响各不相同。在骨吸收过程中，侧向力的增加会导致种植失败。有学者模拟动态及静态载荷下单个种植体修复受力情况，从3个受力方向进行比较，发现水平向、垂直向和斜向的载荷应力比为1:3.5:7，可见倾斜的种植体要受到很大的载荷才能达到功能所需，容易超载及产生不良后果。故术后要通过影像学手段检查种植体的角度是否与术前设计的一致。

成功的种植手术在术后影像中的表现应是：种植体无折断，方向无偏斜，邻牙无损伤，上颌种植体不进入上颌窦及鼻腭管，下颌种植体不伤及下牙槽神经管，不伤及口底造成严重并发症。使用标准化根尖片测量边缘骨水平是评价种植体成功的常用参数。在种植体周围没有任何薄的透射线的紧密界面和相当明显的牙槽骨边缘是种植体骨结合良好的表现。

（二）骨吸收量

Papaspyridakos P和De Bruyn H等人提出，成功的种植体要求在负载第1年骨吸收量小于1.5 mm，之后每年小于0.2 mm。Berglundh等人根据第一届欧洲牙周病学术研讨会对种植体周围炎的定义提出：对于术后5年的患者，骨吸收量大于等于2.5 mm是种植体周围炎的特征表现之一。国际口腔种植学者大会（ICOI）比萨共识会议将牙种植体临床状况分为四组，其中将骨吸收量作为评估的重要参数之一。牙种植体健康量表如表8-1所示。

表8-1　牙种植体健康量表

种植质量	临床条件
I.成功（最佳健康）	（1）行使功能时无疼痛、压痛； （2）松动度为0； （3）与术后即刻相比，X线片显示骨吸收量小于2 mm； （4）无渗出史
II. 满意的存活	（1）行使功能时无疼痛； （2）松动度为0； （3）X线片显示骨吸收量在2～4 mm； （4）无渗出史
III.受损的存活	（1）可能对功能敏感； （2）不松动； （3）X线片显示骨吸收量大于4 mm，但小于种植体的1/2； （4）探诊深度大于7mm； （5）可能有渗出史
IV.失败 （临床或绝对失败）	有以下任何一点： （1）行使功能时疼痛； （2）松动； （3）X线片显示骨吸收大于种植体长度的1/2； （4）不可控制的渗出； （5）已经丢失

二、上部修复结构和咬合的评价标准

种植体支持式的固定义齿修复是一种可预测的修复方式，它可以很大程度上解决牙列缺损和牙列缺失患者的功能和美观问题。

良好的上部修复结构应包括完整且无松动的基台、螺丝、牙冠及框架结构。在对种植体支持式单冠纵向研究的系统回顾中，5年后螺丝松动、失去固位和瓷裂的累积发生率分别为8.8%、4.1%和3.5%。据报告，后牙植入区域种植体的机械并发症发生率较高，后牙区的单颗种植牙的螺丝松动率为37.7%。过度咀嚼，如高咬合力、磨牙和紧咬合，解剖特征如牙槽骨吸收、下牙槽神经或上颌窦底的存在，以及骨质量均可导致咬合超载和（或）非轴向负荷，增加后牙区机械并发症的发生风险。Lee JH指出，种植体支持的后牙单冠的机械并发症的发生风险随种植体与邻牙的水平距离增加而增加，推荐后牙种植体与邻牙牙根水平距离不超过3.7 mm（图8-1）。冠-种植体比也是机械并发症的危险因素之一，当其在0.9～2.2时，对生物或技术并发症的影响可忽略不计，不应外推到更大的比例。对于悬臂式修复，要求不超过两个咬合单位或20 mm的咬合距离。Coltro MPL等人指出，金属框架的设计亟待达成共识，支架设计不足（固位针小于4 mm），则发生机械并发症的风险在10倍以上。

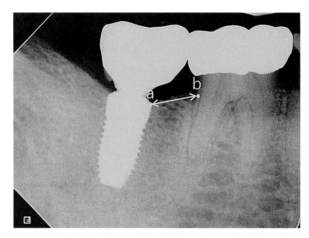

图8-1　X线片测量种植体边缘与相邻天然牙之间的水平距离
（a. 最冠方的骨与种植体接触点；b. 最冠方的骨与天然牙接触点）

　　天然牙具有牙周膜，它可以作为弹性的"减震器"，减少施加在骨骼上的力和应力。当"咬合创伤"发生在天然牙上时，牙齿会通过增加移动性来做出反应。这种移动性的增加将有助于消除施加在骨界面上的应力和应变。牙种植体缺乏牙周膜，负荷直接施加在周围的骨上，种植体-骨界面对应力的分散能力、适应能力、机械感受器的反应能力明显低于天然牙，比天然牙更易受到力的影响。

　　种植牙恢复、重建原则：

　　（1）恢复、重建口颌系统，达到健康舒适的治疗效果。

　　（2）恢复缺失牙的形态及功能。

　　（3）刺激改建失牙区骨组织形态结构功能。

　　（4）不损伤相邻牙的功能及和谐美观的外形。

　　（5）种植牙应稳定，固位佳，并拥有相对持久性（5～10年以上）。

　　影响种植体存留的咬合危险因素：咬合早接触常常发生在牙尖斜面上，面积很小，所产生的侧向力很大。在副功能运动时，早接触的危害更大；悬臂结构可以导致末端种植体承受过大的拉应力和剪切应力，悬臂越长，影响越大。悬臂区的咬合接触应沿悬臂的长度逐渐减少；过长的牙冠、过长的种植牙牙冠无异于一个应力放大器，可对骨组织造成明显的损害；角度基台行使咬合功能时，形成不利侧向力，应该增加种植体的数目和直径，以对抗侧向力。

　　种植体保护𬌗（implant protective occlusion，IPO）概念的提出旨在通过减少种植修复体上的咬合力来保护种植体。为此，对传统的咬合概念提出了一些修改，包括提供均载咬合接触，调整咬合面的解剖结构，负荷方向的校正，植入物表面区域的增加，以及减少或消除种植体中的具有不良的生物力的咬合接触。Yongsik等总结了不同临床情况下的种植义齿咬合设计指南，如表8-2所示。

表8-2　种植义齿咬合设计指南

临床情况	咬合原则
全口种植义齿	（1）双侧平衡𬌗； （2）组牙功能𬌗或当对颌为自然牙列时前牙浅引导下相互保护𬌗； （3）在悬臂梁上没有工作和平衡接触； （4）悬臂段的咬合（100 μm）； （5）正中自由（1～1.5 mm）
覆盖义齿	（1）使用舌侧集中𬌗的双侧平衡咬合； （2）严重吸收嵴采用单平面咬合
后牙固定义齿	（1）自然牙列的前牙引导； （2）组牙功能𬌗； （3）中心接触，减少咬合面积，降低牙尖，缩短悬臂； （4）必要时后牙反𬌗； （5）支撑受损时，天然牙安置固定附着体
单个牙种植义齿	（1）天然牙前伸侧方引导； （2）重咬时轻接触，轻咬时无接触； （3）中心触点（1～1.5mm^2）； （4）无偏移接触； （5）增加邻面接触
骨/移植骨质量差	（1）延长愈合时间； （2）分阶段饮食和咬合接触，材料的渐进性骨受载

Carmen V等人通过对现有"咬合对种植体的影响"相关文献的回顾，建议如下的咬合设计方案：① 修复体必须有一个缩小的咬合接触的颊舌面；② 当天然牙列主动达到最广泛接触时，必须有一个"被动"的咬合，其中修复体与对颌牙只有3或4个点的接触；③ 咬合力必须沿着种植体的纵轴；④ 必须在任何非正中运动中做出反应。

三、美学的评价标准

随着种植修复的普及，学者们除了探讨种植牙的成功率、并发症、上部修复结构功能外，种植修复的美学效果也受到越来越多的关注。种植修复的美学效果评价也成为评价临床成功的重要因素之一，种植修复美学效果评价的重要性和必要性已不言而喻。在种植修复中，"美学"代表和谐和对称，因此种植支持式义齿牙冠的设计制作和周围软组织都需要模仿其对侧同名天然牙或者邻近天然牙。种植修复的美学评价也主要围绕种植支持式义齿牙冠和周围软组织是否与对侧同名天然牙或者邻近天然牙和谐统一，进行客观评判。同时，对患者而言，"美学效果"也是非常主观的感受，所以在美学评价中也时常加入患者的主观评价。

（一）软组织边缘水平

将种植修复后的软组织边缘水平与对侧同名天然牙的软组织边缘水平进行对比，是最常用的美学评价方式，也是最早使用的美学评价方式。这种评价方式一般分为定量评价和半定量比较。

定量评价是通过测量修复体和对侧同名天然牙的相应指标，比较两者是否有差异。测量指标一般包括：修复体临床牙冠长度（修复体的切端到软组织边缘最根方点的距离）、天然牙临床牙冠长度（天然牙切端到软组织边缘最根方点的距离）、修复体的切端到近中（或远中）龈乳头最冠方点的距离、天然牙的切端到近中（或远中）龈乳头最冠方点的距离等。半定量评价是指，通过对修复体和对应天然牙软组织边缘水平进行评分，来对两者进行比较。这种评分方式多种多样，常用的评分方式：临床牙冠长度合适，1分，临床牙冠长度不合适，0分；或者临床牙冠长度过长，1分，临床牙冠长度过短，2分，临床牙冠长度合适，3分。

（二）龈乳头高度

种植牙和邻近天然牙间的龈乳头高度是影响种植修复后美学效果的一个非常重要的因素。评价龈乳头的高度或者龈乳头的恢复情况，可以测量种植体和邻牙触点到龈乳头最冠方点的距离，或者采用龈乳头指数（papillae filling index, PFI）进行评判。目前，龈乳头指数是最常用的评判龈乳头手段，其评分标准：没有龈乳头，0分；龈乳头充盈不足邻间隙的1/2，1分；龈乳头充盈超过邻间隙的1/2且未充满整个邻间隙，2分；龈乳头充满整个邻间隙，3分；龈乳头过度增生，4分。

目前，龈乳头指数是运用最广泛的美学评价方式之一，也是学者们尝试用科学、系统的方式进行牙种植修复美学评价的开始。PFI提出之后，许多用于美学评价的美学评价系统相继被提出。

（三）美学评判系统

1. 粉色美学评分　　Fürhauser等于2005年提出粉色美学评分（PES）用于客观评价种植支持式单冠修复体周围软组织的美学效果。其由7个指标组成：近中龈乳头、远中龈乳头、牙龈边缘水平、牙龈外形、牙龈颜色、牙龈质地和牙槽嵴缺损。这7个指标中，近远中龈乳头根据其完整、不完整、缺失进行评分；其他5个指标以对侧同名天然牙作为参照，根据匹配情况进行评分。每个指标可以获得0分、1分、2分的评分，其中0分最低，2分最高，满分为14分。具体评分标准见表8-3。

PES使用方便，操作便捷，对软组织的评价较全面，具有可重复性，自提出后就广泛用于各种临床研究。

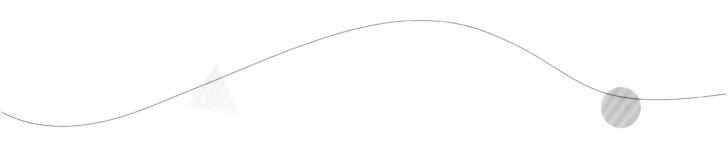

表8-3 PES评分标准

指标	0分	1分	2分
近中龈乳头	缺失	不完整	完整
远中龈乳头	缺失	不完整	完整
牙龈边缘水平	差异>2 mm	差异1~2 mm	差异<1mm
牙龈外形	差异明显	中等差异	无差异
牙龈颜色	差异明显	中等差异	无差异
牙龈质地	差异明显	中等差异	无差异
牙槽嵴缺损	明显	轻微	无

2. 粉色美学评分/白色美学评分 2009年，Belser等在PES基础上加入了上部修复结构的美学评价，引入了新的美学评价指标，称为粉色美学评分/白色美学评分（pink esthetics score/ white esthetics score, PES/WES）。PES/WES也只适用于种植支持式单冠修复体，一共包含10个指标，粉色美学评分和白色美学评分各5个指标。

PES/WES中的PES在Fürhauser提出的PES上进行了改良，改良后的PES将牙龈颜色、质地和牙槽嵴缺损这3项指标合并成1项，即牙龈根方丰满度/牙龈颜色及质地。因此，改良PES的5个指标包括：近中龈乳头、远中龈乳头、牙龈外形、牙龈边缘水平以及牙龈根方丰满度/牙龈颜色及质地。同样，每个指标可以获得0分、1分、2分的评分，其中0分最低，2分最高，满分为10分，阈值为6分。新引入的WES用于评价上部修复体的美学效果，由5个指标组成：修复体形态、修复体外形和大小、修复体颜色、修复体表面质地和修复体透明度。具体评分标准见表8-4。WES的每个指标通过与对侧同名天然牙对照比较，根据匹配程度和可以获得0分、1分、2分的评分，满分为10分，阈值为6分。

PES/WES的满分为20分，若种植支持修复体的PES/WES评分达到20分，则认为种植体周围软组织和修复体本身都与对侧同名天然牙极为匹配，美学效果非常好。

表8-4 PES/WES评分标准

PES			
指标	缺失	不完整	完整
近中龈乳头	0	1	2
远中龈乳头	0	1	2
指标	差异明显	中等差异	无差异
牙龈边缘水平	0	1	2
牙龈外形	0	1	2
牙龈根方丰满度/牙龈颜色及质地	0	1	2
WES			
指标	差异明显	中等差异	无差异
修复体形态	0	1	2
修复体外形和大小	0	1	2
修复体颜色	0	1	2
修复体表面质地	0	1	2
修复体透明度	0	1	2

3. 种植体牙冠美学指数 Meijer等在2005年提出了美学评价指标——种植体牙冠美学指数（implant crown aesthetic index，ICAI）。ICAI以对侧同名天然牙和邻牙为参照，评判种植支持式单冠修复体及其周围软组织的美学效果。ICAI由9个指标组成，与软组织相关的指标有4个：唇侧龈缘、龈乳头、唇侧牙龈轮廓以及唇侧牙龈颜色和外观；与修复体相关的指标有5个：修复体宽度、修复体长度、修复体唇侧突度、修复体颜色/透明度及修复体外观。每个指标可获得0分、1分、5分的评分，其中0分表明美学效果最好，1分表示有较小差异，5分表示有较大差异（表8-5）。总分若为0分表示美学效果非常好，若为1～2分表示美学效果满意，若为3～4分表示美学效果可以接受，若为5分及以上则表示美学效果差。

表8-5 ICAI评分标准

粉红美学指标			
指标	无差异	较小差异	较大差异
唇侧龈缘	0	1	5
龈乳头	0	1	5
唇侧牙龈轮廓	0	1	5
唇侧牙龈颜色和外观	0	1	5
白色美学指标			
指标	无差异	较小差异	较大差异
修复体宽度	0	1	5
修复体长度	0	1	5
修复体唇侧突度	0	1	5
修复体颜色/透明度	0	1	5
修复体外观	0	1	5

4. 复合美学指数 Juodzbalys等于2010年提出了只适用于单颗上前牙美学评价的复合美学指数（complex esthetic index，CEI）。CEI由三部分构成，分别为软组织指数（S）、预测指数（P）、种植体支持的修复体指数（R），如表8-6所示。软组织指数中的软组织轮廓变化、软组织垂直缺损及软组织颜色和质地变化均以对侧同名天然牙作为参考进行评估。预测指数中骨高度和种植体冠根向位置均以邻牙釉牙骨质界为参考，在影像软件中测量比较；牙龈生物型用牙周探针进行测量；水平轮廓缺损则参照邻牙和对侧同名天然牙颊侧牙龈外形，通过假想种植牙理想颊侧外形再进行测量。

针对某种植牙进行CEI评分时，CEI中S、P、R三部分的得分均为100%时，则认为获得了非常理想的美学效果；若三部分中有一部分得分为60%～90%，剩下两部分得分为100%，则认为其美学效果可以接受；若三部分中有一部分得分小于50%，则认为其美学效果差。

表8-6 CEI评分标准

软组织指数（S）			
指标	满意的（20%）	可接受的（10%）	有缺陷的（0%）
软组织轮廓变化	无	<2 mm	≥2 mm
软组织垂直缺损	无	1～2 mm	>2 mm
软组织颜色和质地变化	无	中等变化	明显变化
近中龈乳头	完全恢复	部分恢复	缺失
远中龈乳头	完全恢复	部分恢复	缺失
总得分	100%	60%～90%	<50%

续　表

预测指数（P）			
指标	满意的（20%）	可接受的（10%）	有缺陷的（0%）
近中骨高度	<5 mm	5~7 mm	>7 mm
远中骨高度	<5 mm	5~7 mm	>7 mm
牙龈生物型	>2 mm	1~2 mm	<1 mm
种植体冠根向位置	1.5~3 mm	>3~5 mm	>5 mm
水平轮廓缺损	无	1~3 mm	>3 mm
总得分	100%	60%~90%	<50%
种植体支持的修复体指数（R）			
指标	满意的（20%）	可接受的（10%）	有缺陷的（0%）
颜色和半透性	无	中等差异	明显差异
基台/种植体交界处唇侧牙龈凸度	无	<1 mm	<2 mm
修复体切端位置	无	±1 mm	±2 mm
牙冠宽长比	<0.85	0.85~1.0	>1.0
修复体粗糙度和纹理	无	中等差异	明显差异
总得分	100%	60%~90%	<50%

　　5. 种植体周及牙冠指数　Tettamanti等于2016年提出针对种植支持式单冠美学评价的种植体周及牙冠指数（peri-implant and crown index，PICI）。PICI与之前的美学评价系统相比，除了对种植体周围软组织、修复体进行客观的美学评价，还加入了修复体和周围软组织的主观评价。PICI一共有9个指标，包括3个红色美学指标、3个白色美学指标和3个主观的整体评价指标（表8-7）。PICI采用了视觉模拟评分方法。对红白美学进行评价时，标尺的最左面表示种植修复体与对侧同名天然牙外观完全不同，而标尺的最右面表示种植修复体与对侧同名天然牙外观完全一致。标尺长100 mm，每个指标可获得0~100的评分。当标记在两个刻度之间时，取距离较近的那个刻度。PICI红白美学指标满分为600分，阈值为360分。关于3个主观整体评价指标，标尺左侧为"毫不美观"，右侧为"非常美观"。

　　PICI的提出者认为，若将PICI、PES/WES和ICAI进行比较，PICI和PES/WES具有同样良好的可重复性。因此，PICI也是的美学评价的合适选择。

表8-7　PICI评分标准

红色美学指标		
指标	与对侧同名牙完全一致	与对侧同名牙完全不同
龈乳头	0	100
牙龈高点	0	100
牙根突度	0	100
白色美学指标		
指标	与对侧同名牙完全一致	与对侧同名牙完全不同
修复体形状	0	100
修复体颜色	0	100
修复体特征性表现	0	100
主观整体评价指标		
指标	与对侧同名牙完全一致	与对侧同名牙完全不同
修复体	0	100
黏膜	0	100
整体（修复体+黏膜）	0	100

6. 其他美学评价系统　2010年，Hosseini提出了哥本哈根指数（the Copenhagen index score，CIS），CIS包括6个指标：修复体外形、修复体颜色、相似性/协调性、黏膜颜色、近中龈乳头、远中龈乳头。虽然Hosseini认为CIS具有良好的可信性、信度和效度，但是CIS使用并不广泛。

除此之外，还有种植美学评分（implant aesthetic score，IAS）、主观美学评分（subjective esthetic score，SES）和Rompen指数（Rompen index）等，这些评分系统都可以对种植牙的美学效果进行评估。

7. 小结　第八届欧洲牙周病学术研讨会针对众多的种植牙美学评价系统，达成了相关的会议共识。共识指出，虽然有众多的种植牙美学评价系统，但是并没有一个评价系统是"金标准"。研究者在选择评价系统时，应尽量选择既包含了红色美学，又包含了白色美学的评价系统。未来，美学评价系统需要继续发展，在充分考虑地域差异、文化差异、审美差异的前提下可以形成一个标准的美学评价系统。同时，标准的美学评价系统不仅需要包含红白美学，也需要将面部信息纳入美学评价系统中。

（四）患者评价

近年来，医生越来越重视患者对牙种植修复的评价。虽然患者评价非常主观，且很难被量化，但是不可否认，患者的评价在整个治疗中是至关重要的。

目前，医生为获得患者对种植牙的美学评价，通常使用对患者进行提问，患者通过视觉模拟评分方式给出相应回答的方式。当然，也可以使用量表来获得患者的评价，目前使用最多的是口腔健康相关生存质量测评量表–49（oral health impact profile–49, OHIP–49）和口腔健康相关生存质量测评量表–14（oral health impact profile–14, OHIP–14）。虽然这两个量表并非专用于美学评价，但是量表中有问题涉及美学评判。

四、软组织健康的评价标准

2018年，欧洲牙周病联合会与美国牙周病学会在牙周病与种植体周病新分类国际研讨会上明确了种植体周状态新分类。

（一）种植体周组织健康

种植体周组织健康是指种植体周围组织没有任何炎症症状，即与正常牙周组织肉眼无明显区别，无红肿热痛、溢脓等炎症表现，无探诊出血，探诊深度（probing depth, PD）≤5 mm或与基线相比基本不变，种植体周围无进展性骨吸收；针对已经发生过牙槽骨吸收的种植体，种植体周组织健康指种植体周围组织没有任何炎症症状，骨吸收呈静止状态，无进展性骨吸收。

也有一些临床要点可帮助诊断种植体周组织健康。首先，在关注种植修复后患者种植体周组织健康情况时，需要时常关注患者的口腔卫生情况和牙菌斑生物膜在种植体和修复体表面的附着情况；对患者的探诊检查应该是定期的（至少每年1次）；探诊检查都应该使用轻力（0.25 N）；探诊是否出血是诊断种植体周组织是否健康的一个非常重要的指标，探诊时也必须是轻力，一定要避免因为力量过大导致的探诊出血。种植体植入后周围骨组织随时间的推移有生理性吸收，植入后第一年内骨吸收0.9～1.6 mm，此后每年吸收0.05～0.13 mm；大于该值则可认为是骨吸收。在评价种植体周组织健康时，探诊深度深并不能说明种植体周围存在炎症，因为探诊深度可随种植体周围软组织的高度不同而有很大差异，只有当探诊深度变深时才有参考价值。

（二）种植体周围黏膜炎

种植体周围疾病是1993年在第一届欧洲牙周学术研讨会上被提出的，种植体周围黏膜炎被定义为"种植体周软组织可复性炎症"，但是该定义用于种植体周围黏膜炎的临床诊断过于模糊。2008年召开的第六届欧洲牙周学术研讨会才对种植体周围黏膜炎的临床诊断标准进行了明确。种植体周围黏膜炎的诊断标准为种植体周围软组织发红肿胀，探诊出血是诊断种植体周围黏膜炎的最重要的指标，种植体周围不存在骨吸收。该诊断标准一直沿用至2018年。

2018年，欧洲牙周病联合会与美国牙周病学会对种植体周围黏膜炎进行了更细致的探讨，其认为，种植体周围黏膜炎是一种以菌斑为始动因素的局限于种植体周围软组织的可逆的炎症过程。临床诊断标准：种植体周软组织有红肿热痛、溢脓等炎症表现，存在探诊出血，探诊深度与基线相比增加，种植体周围无进展性骨吸收。针对种植体周围黏膜炎进行诊断时，一些临床要点也需要注意，软组织发红、肿胀、发亮都是软组织处于炎症状态的表现；如果只在某个位点存在探诊深度但不存在其他炎症表现，则考虑是由于探诊力量过大引起的探诊出血；探诊出血同时存在炎症表现才能被诊断为种植体周围黏膜炎；同样需要注意种植体植入后种植体周围骨的生理性吸收。

（三）种植体周围炎

种植体周围炎在1993年欧洲牙周学术研讨会被定义为"炎性反应伴随种植体周围的支持骨丢失"，临床诊断标准在2008年第六届欧洲牙周学术研讨会被明确，规定临床诊断标准为"种植体周围牙槽骨水平变化，同时伴随探诊出血，伴随或者不伴随种植体周围探诊变化"。

2018年，欧洲牙周病联合会与美国牙周病学会也对种植体周围炎进行了更深入的探讨和更新。

欧洲牙周病联合会与美国牙周病学会认为，种植体周围炎是菌斑为始动因素的种植体周围黏膜炎症伴持续进展的种植体周围骨组织丧失的病理状态。临床表现为种植体周软组织有红肿热痛、溢脓等炎症表现，存在探诊出血，探诊深度与基线相比增加或PD≥6 mm，种植体周围有骨吸收。针对种植体影像学检查需要统一标准，这样有利于骨水平的比较。针对没有初期愈合时影像学资料的患者，种植体周围炎的诊断标准：种植体平台到骨结合区域的距离≥3 mm和（或）探诊深度≥6 mm并伴有探诊出血。流行病学中，种植体周围炎诊断标准：从种植体平台到骨结合区域的距离≥3 mm，伴有探诊出血。

五、综合评价

牙种植修复已经成为牙缺失的重要修复技术。同时，种植医生也意识到，并非所有存留下来的种植体都是成功的，因而对种植体的成功标准不断进行着规范和完善。本章对具有共识性的种植体成功标准的发展历程进行概述，也对影像学标准、上部修复结构和咬合的评价标准、美学评价标准、软组织健康的评价标准进行了深入的探讨。但是，目前并没有一个种植体的评价体系完整地涵盖了对种植体本身的评价、对种植体临床表现的评价和患者评价。因此，本书从科学评价、临床评价、患者评价三个方面提出了种植体成功的综合评价内容。

（一）科学评价

种植体与骨及软组织的良好结合是种植成功的关键，成功的种植体必须能和骨快速形成良好的骨结合，在种植体颈部和软组织形成良好的生物封闭，并具有一定的抗菌性能。因此，科学评价将从种植体表面性能及生物封闭性两个方面进行阐述。

1. 种植体表面性能 表面处理技术可以改变种植体表面形貌、粗糙度及化学成分，提高其理化性能，从而促进细胞增殖、加速骨结合和促进组织愈合。表面性能是种植成功的必备要素。通过表面改性，可以对种植体的以下表面性能进行提高改善。

（1）亲水性。种植体的亲水性是影响种植体骨结合及临床疗效的关键因素。亲水性种植体有促进成骨细胞的增殖和分化、提高成骨细胞黏附率、促进蛋白质黏附等功能，从而可以加速种植体早期骨结合，缩短种植周期。但是，作为种植体材料的纯钛在空气环境中会自发形成二氧化钛表层，这种表层在很短时间内会吸附空气中的无机离子和有机碳氢化合物，生成一层附着力极强的致密氧化膜，从而改变种植体表面化学组成并降低其亲水性。为了保持种植体的表面亲水性，具体处理方法包括表面涂层法、激光照射法、喷砂酸蚀处理法、表面氧化法等。

（2）抗菌性。种植体上部构造基台部常有细菌附着、繁殖，引起种植体周围炎症，是导致种植失败最重要的原因。因此，构成种植体的生物材料本身的抗菌特性，对于预防种植体周围组织感染具有重要的作用。目前，通常通过改变种植体材料组成、种植体表面改性与增加种植体表面抗菌涂层这三个手段来增加种植体的抗菌性。

（3）骨结合性。1977年Brånemark正式提出"骨结合"理论。1981年Brånemark的学生Albrecktsson又提出影响骨结合的因素，从而奠定了现代口腔种植的理论基础。Albrecktsson等提出影响种植体骨结合的4个基本因素：① 种植体的生物相容性、设计及表面状态；② 受植床的状态；③ 外科植入技术；④ 负重状态。

目前，临床上所采用的各种商业种植体虽然都可以达到良好的长期骨结合，并满足临床种植修复的需要，但是患者尽快恢复缺失牙齿的迫切需求呼唤着能够更快实现骨结合。因而，缩短种植周期，获得早期骨结合和更高的骨结合强度已经成为理想种植体的基本要求。

2. 生物封闭性　实现骨结合是种植体行使功能的基础。然而，种植体颈部与牙龈组织之间是否能形成良好而稳固的软组织结合，从而形成良好的生物密封，对种植体在口内长期稳定地行使功能具有重要意义。

种植体颈部–软组织结合的结构与天然牙–牙龈组织的结合方式类似，种植体周围有牙龈上皮、龈沟上皮及与种植体表面直接接触的结合上皮。电镜下，上皮细胞借助基板或基板样结构与种植体颈部表面连接。当种植体周围软组织的生物学宽度为3～4 mm时，此范围内的软组织与种植体颈部紧密结合，形成生物学密封，保护其根方的骨组织。影响生物学宽度的因素包括种植体系统（骨水平或软组织水平，一段式或二段式）、种植体材料（钛、锆、金等合金）、表面结构特征（表面形貌、亲水性和表面涂层），以及与软组织相关的种植手术设计等。

种植体系统一般包括两部分：种植体和基台，两者之间的微间隙不可避免。种植体和基台之间微间隙的形成主要有3个方面的原因：①行使生理功能时的咀嚼负荷、制造误差和种植体–基台连接处的微动。②微间隙会造成种植体颈部周围牙槽骨的吸收。③微间隙的存在也会影响种植体的生物封闭性。为了尽量避免这种微间隙，应尽量选择内连接系统和密合性较好的种植体系统，合理应用平台转移技术，以达到生物封闭的目的。

（二）临床评价

种植体成功的临床评价应用最为广泛，从1978年，美国国立卫生研究所研讨会提出口腔种植成功的评价标准，到1986年Albrektsson等提出相关临床评价标准，并得到学界的广泛认可，种植体成功的临床评价也在不断发展、完善。1995年在珠海召开的全国首次种植义齿研讨会上，参考国外先进经验并结合我国实际情况，专家们通过充分讨论提出牙种植成功的临床评价标准，具体如下：

（1）种植体周围软组织：种植体周组织健康是指种植体周围组织没有任何炎症症状，即与正常牙周组织肉眼无明显区别，无红肿热痛、溢脓等炎症表现，无探诊出血，探诊深度≤5 mm或与基线相比基本不变，种植体周围无进展性骨丧失。

（2）咬合效率：成功的种植修复应恢复到天然牙咬合效率70%及以上。

（3）影像学评价：种植体周围在X线片上无透射区。

（4）动度标准：种植体无松动。

（5）边缘骨吸收：垂直方向的骨吸收不超过种植手术完成时植入体在骨内部分长度的1/3（采用标准投照方法X线片显示），横向骨吸收不超过1/3。

（6）美学评价：美学评价手段较多，Belser等提出的称为粉色美学评分/白色美学评分，包含了粉红美学和白色美学两方面的美学评价，是目前使用较广泛的美学评价手段。

（三）患者评价

近年来，患者对牙种植修复的评价受到了越来越多的重视。患者主要针对修复体的舒适度、咬合、美观、价格等方面进行评价。为获得患者对种植牙的评价，通常是医生对患者进行提问，患者通过视觉模拟评分方式给出相应回答。

1996年Guckes等对种植修复治疗效果进行了分类，该分类除了种植体的寿命/存留率，还包括以患者为中心的治疗效果方面，即生理、心理和经济影响。许多美学评价系统也逐渐加入了患者评价的内容。目前用于患者评价的量表主要是生存质量相关量表，目前使用最多的是口腔健康相关生存质量测评量表-49和口腔健康相关生存质量测评量表-14。

种植修复，以其舒适度高、咬合效率高、不伤及邻牙等优点，取代了活动义齿修复和固定义齿修复，成了修复牙列缺失和牙列缺损最常用的手段。

针对成功种植标准，本章基于之前的种植成功标准提出了成功种植的综合评价。综合评价切实做到了一切以患者为中心，是以患者评价为目标、科学评价为基础、临床评价为标准进行的全方位评价。

◎ 参考文献

［1］ Branemark PI, Adell R, Breine U, et al. Osseointegrated implants in the treatment of the edentulous jaw[J]. Scandinavian Journal of Plastic and Reconstructive Surgery, 1977, 11 (S16)：1–132.

［2］ Schnitman PA, Shulman LB. Dental implants: benefit and risk[C]. Bethesda: U.S. Department of Health and Human Services, 1980.

［3］ Albrektsson T, Zarb G, Worthington P, et al. The long–term efficacy of currently used dental implants: a review and proposed criteria of success[J]. the International Journal of Oral and Maxillofacial Implants, 1986, 1(1): 11–25.

［4］ Papaspyridakos P, Chun–Jung C, Singh M, et al. Success criteria in implant dentistry: a systematic review success criteria in implant[J]. Jouranl Dental Research,2012, 91(3):242–248.

［5］ 中华口腔医学杂志编委会. 全国种植义齿学术工作研讨会会议纪要 [J] . 中华口腔医学杂志, 1995, 30 (5)：307–309.

［6］ Smith DE，Zarb GA. Criteria for success of osseointegrated endosseous implants[J]. Journal of Prosthetic Dentistry, 1989, 62 (5)：567–572.

［7］ Belser U, Buser D, Higginbottom F. Consensus statements and recommended clinical procedures regarding esthetics in implant dentistry[J]. the International Journal of Oral and Maxillofacial Implants, 2004 (S19)：73–74.

［8］ Furhauser R, Florescu D, Benesch T, et al. Evaluation of soft tissue around single–tooth implant crowns: the pink esthetic score[J]. Clinical Oral Implants Research, 2005, 16 (6)：639–644.

［9］ Belser UC, Grütter L, Vailati F, et al. Outcome evaluation of early placed maxillary anterior single–tooth implants using objective esthetic criteria: a cross–sectional, retrospective study in 45 patients with a 2– to 4–year follow–up using pink and white esthetic scores[J]. Journal of Periodontology, 2009, 80 (1)：140–151.

［10］ Lang NP, Berglundh T. Periimplant diseases: where are we now? Consensus of the Seventh European Workshop on Periodontology[J]. Journal of Clinical Periodontology, 2011, 38 (S11)：178–181.

［11］ Jepsen S, Berglundh T, Genco R, et al. Primary prevention of peri–implantitis: managing peri–implant mucositis[J]. Journal of Clinical Periodontology, 2015, 42 (S16)：152–157.

〔12〕 Guckes AD, Scurria MS, Shugars DA. A conceptual framework for understanding outcomes of oral implant therapy[J]. the Journal of Prosthetic Dentisty, 1996, 75 (6) : 633-639.

〔13〕 Levi A, Psoter WJ, Agar JR, et al. Patient self reported satisfaction with maxillary anterior dental implant treatment[J]. the International Journal of Oral and Maxillofacial Implants, 2003, 18 (1) : 113-120.

〔14〕 Pjetursson BE, Thoma D, Jung R, et al. A systematic review of the survival and complication rates of implant-supported fixed dental prostheses (FDPs) after a mean observation period of at least 5 years[J]. Clinical Oral Implants Research, 2012, 23 (S6) : 22‑38.

〔15〕 Jung, RE, Zembic, A, Pjetursson, BE, et al. Systematic review of the survival rate and the incidence of biological, technical, and aesthetic complications of single crowns on implants reported in longitudinal studies with a mean follow‑up of 5 years[J]. Clinical Oral Implants Research, 2012, 23 (S6) : 2-21.

〔16〕 Carvalho W, Casado PL, Caula AL, et al. Implants for single first molar replacement: important treatment concerns[J]. Implant Dentisty, 2004, 13 (4) : 328-335.

〔17〕 Cha HS, Kim YS, Jeon JH, et al. Cumulative survival rate and complication rates of single-tooth implant; focused on the coronal fracture of fixture in the internal connection implant[J]. Journal of Oral Rehabilitation, 2013, 40 (8) : 595-602.

〔18〕 Lobbezoo F, Brouwers JE, Cune MS, et al. Dental implants in patients with bruxing habits[J]. Journal of Oral Rehabilitation, 2006, 33 (2) : 152-159.

〔19〕 Lee JH, Lee JB, Park JI, et al. Mechanical complication rates and optimal horizontal distance of the most distally positioned implant‑supported single crowns in the posterior region: a study with a mean follow‑up of 3 years[J]. Journal of Prosthodontics, 2015, 24 (7) : 517-524.

〔20〕 Hämmerle CHF, Cordaro L, Alccayhuaman KAA, et al. Biomechanical aspects: summary and consensus statements of group 4. The 5th EAO Consensus Conference 2018[J]. Clinical Oral Implants Research, 2018, 29 (S18) : 326-331.

〔21〕 Coltro MPL, Ozkomur A, Eduardo A, et al. Risk factor model of mechanical complications in implant‑supported fixed complete dentures: a prospective cohort study[J]. Clinical Oral Implants Research, 2018, 29 (9) : 915-921.

〔22〕 Pihlstrom BL, Anderson KA, Aeppli D, et al. Association between signs of trauma from occlusion and periodontitis[J]. Journal of Periodontology, 1986, 57 (1) :1‑6.

〔23〕 Kim Y, Oh TJ, Misch CE, et al. Occlusal considerations in implant therapy: clinical guidelines with biomechanical rationale[J]. Clinical Oral Implants Research, 2005, 16 (1) : 26-35.

〔24〕 Graves CV, Harre SK. The role of occlusion in the dental implant and peri-implant condition: a review[J]. the Open Dentistry Journal, 2016, 16 (10) : 594‑601.

〔25〕 Cosyn J, Thoma D, Hämmerle C, et al. Esthetic assessments in implant dentistry: objective and subjective criteria for clinicians and patients [J]. Periodontology 2000, 2017, 73 (1) : 193-202.

[26] Jemt T. Regeneration of gingival papillae after single-implant treatment [J]. the Inter national Journal of Periodontics & Restorative Dentistry, 1997, 17 (4) : 326-333.

[27] Meijer HJ, Stellingsma K, Meijndert L, et al. A new index for rating aesthetics of implant-supported single crowns and adjacent soft tissues—the Implant crown aesthetic index [J]. Clinical Oral Implants Research, 2005, 16 (6) : 645-649.

[28] Juodzbalys G, Wang HL. Esthetic index for anterior maxillary implant-supported restorations [J]. Journal of Periodontology, 2010, 81 (1) : 34-42.

[29] Hosseini M, Gotfredsen K. A feasible, aesthetic quality evaluation of implant-supported single crowns: an analysis of validity and reliability [J]. Clinical Oral Implants Research, 2012, 23 (4) : 453-458.

[30] Hof M, Umar N, Budas N, et al. Evaluation of implant esthetics using eight objective indices—comparative analysis of reliability and validity [J]. Clinical Oral Implants Research, 2018, 29 (7) : 697-706.

[31] Lang NP, Zitzmann NU. Clinical research in implant dentistry: evaluation of implant-supported restorations, aesthetic and patient-reported outcomes [J]. Journal of Clinical Periodontology, 2012, 39 (S12) : 133-138.

[32] Slade GD. Derivation and validation of a short-form oral health impact profile [J]. Community Dentistry and Oral Epidemiology, 1997, 25 (4) : 284-290.

[33] Caton JG, Armitage G, Berglundh T, et al. A new classification scheme for periodontal and peri-implant diseases and conditions—introduction and key changes from the 1999 classification [J]. Journal of Periodontology, 2018, 45 (S20) : S1-S8.

（甘雪琦　蔡潇潇）

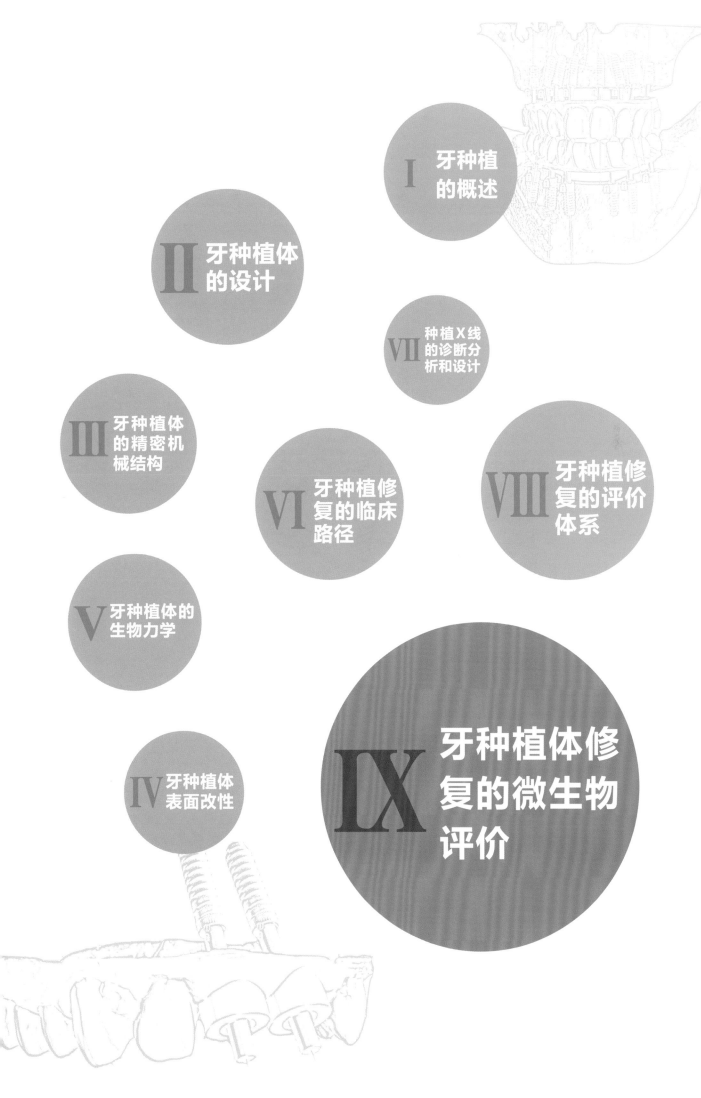

I 牙种植的概述

II 牙种植体的设计

VII 种植X线的诊断分析和设计

III 牙种植体的精密机械结构

VI 牙种植修复的临床路径

VIII 牙种植修复的评价体系

V 牙种植体的生物力学

IV 牙种植体表面改性

IX 牙种植体修复的微生物评价

　　牙种植修复是目前修复牙列缺损和牙列缺失的主要治疗技术，种植治疗的疗效除了受到致病微生物感染、不良修复设计、咬合创伤的影响，还受邻牙牙周和根尖周状况、手术技术及全身健康状况的影响。种植体周围炎（peri-implantitis）是指种植体周围组织受到致病微生物感染而引起的组织炎症反应，可导致种植体-骨界面的丧失、骨组织吸收、种植体松动，是种植治疗失败的重要原因之一。

　　口腔微生物微生态失衡易引发种植体周围疾病，导致种植失败。从20世纪80年代开始，牙种植体周围微生物的研究就成了口腔微生物研究的热点之一。正常种植体周围微生物和种植体周围炎症相关微生物存在着差异，这些差异直接或间接增加了种植体周围疾病的发生风险。因此，寻找种植体周围黏膜炎和种植体周围炎"核心微生物组"是目前研究的关键科学问题和临床急需解决的问题。

第一节　牙种植体周围疾病

　　种植体周围组织的炎症性疾病统称为种植体周围疾病，主要分为种植体周围黏膜炎和种植体周围炎。种植体周围黏膜炎是由细菌引起的一种发生在功能性种植体周围软组织的可逆性炎症。种植体周围炎则是微生物引起的功能性种植体周围组织的炎症反应并造成种植体周围骨支持组织破坏丧失的不可逆的炎症（图9-1）。

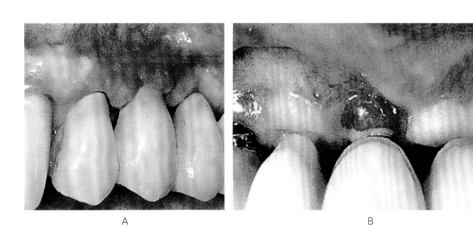

图9-1　种植体周围疾病
（A. 种植体周围黏膜炎；B. 种植体周围炎）

一、牙种植体周围疾病的定义

　　种植体周围黏膜炎是微生物作为病因引起的一种发生在功能性种植体周围软组织的可逆性炎症。临床上表现为软组织红肿、探诊出血（BOP）或者是探诊敏感。BOP是目前最重要的临床表现。种植体周围无骨吸收（或牙种植体周骨吸收与初期愈合时相比骨吸收＜2 mm）。

种植体周围炎是微生物作为病因引起的功能性种植体周围组织的炎症反应并造成种植体周围骨支持组织破坏丧失的不可逆的炎症。临床表现为种植体周围软组织有红肿热痛等黏膜改变，伴有溢脓及深牙周袋的形成，同时有支持性边缘骨吸收。

二、牙种植体周围疾病的诊断

牙周病学的诊断方法通常可以用作种植体周围疾病的诊断，评估种植体周围组织的健康状况。这些方法包括临床、影像学及实验室检查。临床检查一旦出现软组织红肿、BOP或者是探诊敏感，即可诊断为种植体周围黏膜炎。种植体周围黏膜炎的诊断主要基于临床观察软组织的炎症表现，BOP是其主要的表现。去除菌斑可以使种植体周围黏膜恢复到健康状态；种植体周围黏膜炎常常被认为在种植体周围炎之前发生，若缺乏治疗会导致疾病呈非线性并且加速的模式进展。

种植体周围炎的诊断：BOP阳性，探诊深度（PD）与基线相比增加或PD≥6 mm，种植体周围有骨吸收（或与初期愈合时相比种植体周围骨吸收≥2 mm）或种植体开始承担咬合力后1年有进展性骨吸收。对于没有初期愈合时影像学资料的患者，牙种植体周围炎的诊断标准：种植体平台到骨结合区域的距离≥3 mm和（或）PD≥6 mm并伴有BOP阳性。流行病学中，种植体周围炎诊断标准：从种植体平台到骨结合区域的距离≥3 mm，BOP阳性。溢脓是诊断种植体周围炎的重要标准，肉眼可见的溢脓提示存在感染，可能伴有深在的活动性病变。

三、牙种植体周围疾病的发病率及危害

种植体周围疾病的发病率在国外的研究中结果不一。2015年，Derks和Tomasi做了系统评价，报告了基于患者水平的加权平均患病率。其中种植体周围黏膜炎的加权平均发病率为43%，范围在19%～65%；种植体周围炎的平均患病率为22%，范围在1%～47%。

种植体周围黏膜炎是种植体周围软组织的可逆性炎症反应，临床上表现为软组织红肿、BOP、探诊敏感，没有骨组织的丧失。它主要由植入物–黏膜界面处宿主–微生物体内平衡的破坏引起，只要有效控制菌斑和牙石等局部刺激物，就可以恢复至正常状态。但是临床研究表明，诊断为种植体周黏膜炎的患者若没有进行持续的口腔卫生维护，可能进展为种植体周围炎，导致骨破坏，从而造成进一步的危害。

种植体周围炎是种植体周围黏膜炎继续发展的结果，除了表现为种植体周围软组织的炎症，还有骨吸收。种植体周围支持骨的吸收可以导致种植体与骨结合丧失，从而导致种植体松动和脱落。而种植失败又会给患者带来一定的经济损失和时间浪费。研究表明，对种植体周围炎进行常规的种植支持治疗，需要多花费110欧元左右，若需要手术治疗，则花费可增加约200欧元。

四、牙种植体周围疾病的发病过程

细菌聚集在种植体周围黏膜，导致炎症和探诊深度增加，与天然牙周围病变进程相似，前期损伤局限在角化口腔上皮和结合上皮之间的软组织边缘部分。如果损伤继续进展，在种植体周围炎和牙周炎的病损部位将有大量的浆细胞、淋巴细胞、巨噬细胞和多形核白细胞浸润。与牙周炎病损相比，种植体周围炎病损部位可发现更多的产弹性蛋白酶细胞，提示种植体周围炎是一种急性炎症。菌斑长期积累后，毗邻种植体的病损区组织没有胶原纤维包裹，进一步向根方进展。种植体周围炎病损的炎症浸润直接与牙槽骨接触，并向骨髓腔扩展（图9-2）。

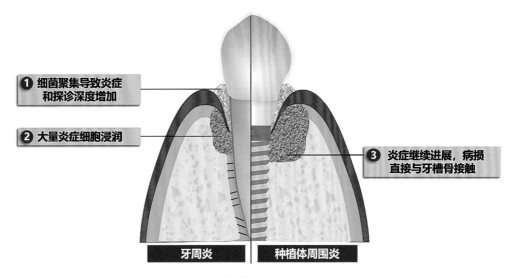

① 细菌聚集导致炎症和探诊深度增加

② 大量炎症细胞浸润

③ 炎症继续进展，病损直接与牙槽骨接触

牙周炎　　种植体周围炎

图9-2　牙种植体周围疾病的发病过程

过重负载也会引起种植体周围病变，导致由多种细胞参与的不同形式的骨吸收。而这些病变的病理学表现与菌斑引起的种植体周围炎不同。在负载过重的种植体表面仅有少量的骨组织分布，周围结缔组织中炎症浸润相对较少，可见多形核白细胞和大量的巨噬细胞。

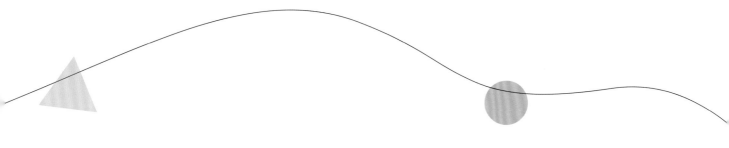

第二节　牙种植体周围微生物检查

　　口腔链球菌（*streptococcus oralis*，图9-3）是在健康的种植体周围主要定植的微生物，其在龈上和龈下的微生物群中所占比例分别为45%和86%。另外，内氏放线菌（*Actinomyces naeslundii*，图9-4）、口腔放线菌（*Actinomyces oris*）、迈氏放线菌（*Actinomyces meyeri*）、奈瑟菌属（*Neisseria*）、罗氏菌等均可在种植体周围分离出。细菌是牙种植体周围疾病主要病因之一。因此，对种植位点进行相关的微生物学检查有助于预判种植体的远期预后。

　　与牙周炎相比，种植体周围炎独有的特殊微生物群，包括产黑色素普雷沃氏菌（*Prevotella melaninogenica*，图9-5）、口普雷沃氏菌（*Prevotella oris*）；牙周炎独有的菌群有缠结真杆菌（*Eubacterium nodatum*）、唾液链球菌（*Streptococcus salivarius*）；二者共同的菌群为木糖氧化无色杆菌（*Chromobacteria xylose*）、具核梭杆菌、牙龈卟啉单胞菌、口腔链球菌、齿垢密螺旋体、微黄奈瑟菌（*Neisseria subflava*）、福赛斯坦纳菌等，其中具核梭杆菌、牙龈卟啉单胞菌、口腔链球菌、齿垢密螺旋体的检出量在牙周炎及种植体周围炎中均较高。因此，在临床上进行种植治疗前应该积极进行种植位点的微生物检测，尽可能控制牙种植体周围疾病相关微生物群。在牙种植修复完成后，除常规的种植体维护外，也应进行种植体周围和唾液微生物的检测，预防牙种植体周围疾病的发生。

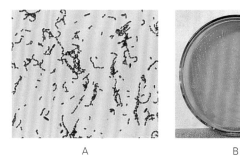

A　　　　　　　　　　B

图9-3　口腔链球菌
（A. 口腔链球菌革兰染色阳性；B. 口腔链球菌TPY琼脂平板菌落）

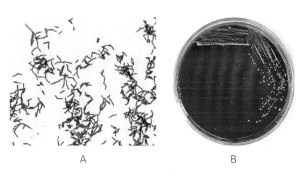

A　　　　　　　　　　B

图9-4　内氏放线菌
（A. 内氏放线菌革兰染色阳性；B. 内氏放线菌血琼脂平板菌落）

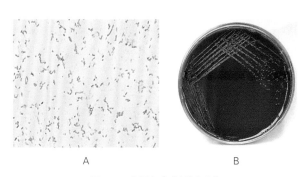

A　　　　　　　　　　B

图9-5　产黑色素普雷沃氏菌
（A. 产黑色素普雷沃氏菌革兰染色阴性；B. 产黑色素普雷沃氏菌血琼脂平板菌落）

一、牙种植体周围微生物的取样方法

取样前至少提前1周进行洁治、刮治，且取样前1周内不可使用抗菌药物。取样前使用洁治器械轻轻将种植位点邻牙的菌斑去除。

1. 龈沟液的取样　龈沟液一般用无菌纸尖或滤纸条采集。在龈沟液标本采集前，让受检者用温开水轻轻漱去口内的食物残渣，除去取样部位的龈上菌斑、软垢和牙石。在用无菌纱托（球）局部隔湿的情况下，将无菌纸尖或滤纸条插入龈沟中，停留5秒后取出，放入盛有还原转送液的无菌带塞或带盖试管中送检。分离专性厌氧菌的标本需加盖无菌液体石蜡以隔绝空气。每个位点需要取6个纸尖样本。

2. 唾液的取样　用于微生物检查的唾液标本一般采用新鲜的全唾液。通常情况下，采集自然排出的非刺激唾液标本，可避免黏膜或菌斑菌群带来的影响。唾液标本采集的最佳时间是清晨起床后、刷牙洗漱之前，或两餐之间、上午10点左右或下午4点左右。在采集标本前让受检者用温开水轻轻漱去口中的食物残渣，然后采集口腔自然排出的唾液于无菌容器（如试管）内，盖上容器盖或管口立即送检，不能及时送检的唾液最好加盖少量无菌液体石蜡以隔绝空气。如采用微量稀释器直接从患者口腔取唾液，应立即置于盛有1ml还原转送液的运送管中。

3. 牙菌斑的取样　龈上或龈缘菌斑标本的采集方法比较简单，即先让受检者用温开水漱口，然后用菌斑指示剂显示龈上菌斑和龈缘菌斑，在无菌纱托（球）局部隔湿的情况下用无菌匙形器采集，置于盛有还原转送液的无菌带塞或带盖的试管中。

龈下菌斑或牙周袋标本的采集方法有以下几种：

（1）带充气导管的采集器采集法：带有充气导管的采集器，可在采样时不断充注无氧气体，以防止或减少样品与空气中氧的接触。这种简易的采集装置是在采集器前端，即浸有藻酸钙并有铝箔帽套保护的倒刺针（拔髓针）外面罩上导管。外层导管和铝箔帽套均能有效地避免采样针插入和退出龈沟时龈上菌斑和唾液对标本的污染。缠绕在针端的藻酸钙有扩散牙菌斑生物膜的作用。然而，该法也存在一些缺点，如外导管有一定体积，使用时不够方便，容易引起牙龈出血。此外，不锈钢导管所含的铬有促进湿标本氧化的作用，而且倒刺针前端的藻酸钙对某些厌氧菌可能有抑制作用。该法所采集的龈下菌斑标本主要是非附着菌斑，仅有少数附着菌斑。

（2）可卸式MooreOO取菌器采集法：可卸式MooreOO取菌器简称"OO"取菌器。"OO"取菌器有一可伸缩并能卸下的活动端，活动端的前端为镀镍的刮匙器，不引起标本的氧化，且表面光滑不易导致牙龈出血。与其他龈下标本采集法比较，"OO"取菌器能采集到更多的附着菌斑标本，使用方便，采样时的污染极小。所以，对龈下菌斑标本，特别是龈下附着菌斑标本的采集多使用该法。标本采集前的漱口、刮除龈上菌斑和采集时的隔湿均与充气导管采集器采集法相同。

"OO"取菌器伸入龈沟或牙周袋内之后将取菌器的活动端推出，用刮匙器采集菌斑标本，然后将其缩回外套，取出"OO"取菌器。最后将可卸下的活动端用无菌镊子取下，放入盛有还原转送液的无菌带塞或带盖试管中，加盖无菌液体石蜡后立即送检。

（3）无菌纸尖采集法：无菌纸尖采集法是目前龈下非附着菌斑采集方法中应用最为广泛的一种。标本采集前同样要求被检者用温开水漱口、刮除龈上菌斑，采集部位用无菌纱托（球）隔湿，然后用无菌镊子将无菌纸尖直接插入龈沟或牙周袋内，在放置5～10秒后取出并放入还原转送液中，加盖无菌液体石蜡后立即送检。无菌纸尖采样法的优点是使用方便，能采集到可反映牙周炎病损程度和活动性的优势牙周袋细菌，采集的标本经培养后能报告细菌的检出率及相对的细菌定量测定结果。缺点是采集的主要是非附着菌斑，附着菌斑极少或无。

（4）匙形洁牙器采集法：标本采集前同样要求受检者用温开水漱口，用菌斑指示剂显示菌斑，并除去龈上菌斑。在隔湿的条件下用无菌匙形洁牙器伸入龈沟或牙周袋内刮取龈下菌斑，然后将标本置入盛有还原转送液的无菌带塞或带盖试管中，加盖液体石蜡后立即送检。匙形洁牙器采集法简单、方便，采集的标本包括龈下附着菌斑和非附着菌斑。该法的缺点是器械不易达到深牙周袋底，并且不能用作细菌量的检出计数。龈下菌斑或牙周袋标本的匙形洁牙器采集法如与无菌纸尖采集法并用，可明显地提高标本中细菌的检出率。收集的样本应保存在液氮或者−80℃，为了避免DNA的降解，应尽快在无菌状态下提取DNA，对DNA纯化后建立文库并进行菌群结构分析检测。

二、牙种植体周围微生物的检测方法

种植位点和牙种植体周围微生物检测常用的检测方法包括变性梯度凝胶电泳技术、实时荧光PCR检测技术、微生物组学技术等。

（一）变性梯度凝胶电泳技术

变性梯度凝胶电泳技术（PCR-DGGE技术）是根据DNA在不同浓度的变性剂中解链行为的不同而导致电泳迁移率发生变化，从而将片段大小相同而碱基组成不同的DNA片段分开。此技术广泛应用于微生物样本的多样性检测。其具体步骤包括微生物样本的总DNA提取、16S rRNA的PCR扩增和DGGE指纹图谱分析。

（二）实时荧光PCR检测技术

实时荧光PCR（real-time PCR）也称为定量PCR（quantitative PCR, qPCR），是基于聚合酶链式反应（polymerase chain reation, PCR）的分子生物学实验技术。由于其具有操作简便快捷、灵敏等特点，被广泛应用于微生物检测中。qPCR可用于单基因或多基因表达量及拷贝数的检测、菌种组成鉴定等。其具体步骤包括基因组DNA的提取、细菌特异性qPCR标准曲线的建立、qPCR检测样品菌种组成。

（三）微生物组学技术

目前用于微生物多样性检测的方法主要如下。

1.16S rRNA基因扩增子测序技术　16S rRNA基因扩增子测序技术是最常用的高通量测序依赖的组学技术之一。细菌16S rRNA基因具有保守区与可变区间隔排列的特征，其中的可变区一般具有菌种特异性，并且可以反映细菌间亲缘关系的远近，因此通过分析可变区的序列即可得到各细菌的分类学特征。16S rRNA基因序列包括9个可变区和10个保守区。16S rRNA基因扩增子测序技术通过结合高通量测序技术的高通量优势和16S rRNA基因的菌种鉴定优势，实现了对复杂样品中混合菌种的分类学鉴定和精确定量。16SrRNA基因扩增子测序技术的基本流程：提取实验样品的DNA，扩增16S rDNA某个可变区，采用高通量测序仪（如Miseq或Hiseq）对其进行测序，通过生物信息学分析获得样本中细菌物种组成、物种丰度、系统进化、群落比较等大量信息。

2.宏基因组技术　宏基因组技术可以实现样本中微生物的群落结构分析、新型基因筛选及功能检测。其具体步骤：宏基因组DNA的提取，测序文库的构建，宏基因组数据质量控制，宏基因组数据分析。

第三节 牙种植体周围核心微生物组

口腔是一个复杂的微生态环境，其中目前已知的微生物有七百多种。由于全身、局部、环境等因素均可造成口腔微生态的改变，这些微生物从生理性组合改变为病理性组合，一些细菌成为条件致病菌，引起口腔感染性疾病，如龋病、牙周病、口腔黏膜病等。对牙种植体周围微生物的探索最早是通过培养技术和相差显微镜完成的。自20世纪80年代中期PCR技术问世以来，该方法已用于牙种植体周围微生物样品的分析，检测牙种植体周围放线菌、牙龈卟啉单胞菌30种，中间体普雷沃氏菌30种，梭菌32种。后来DNA分子杂交技术广泛应用于种植体周围炎微生物的分析；16S rDNA测序和鸟枪法、高通量测序的应用又让种植体周围炎的微生物菌群得到了进一步的认识。牙种植体周围微生物学研究技术进展如图9-6所示。

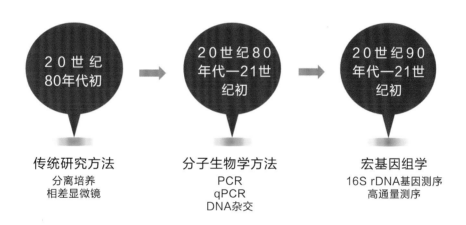

图9-6 牙种植体周围微生物学研究技术进展

一、牙种植体周围微生物学研究

通过探索种植体周围微生物我们发现，种植体周黏膜下微生物群与天然牙龈下微生物群的组成相似；但某些菌如福赛斯坦纳菌、牙龈卟啉单胞菌、具核梭杆菌等检出较天然牙多；健康种植体周围菌群主要由革兰氏阳性球菌和非能动杆菌组成，革兰氏阴性厌氧菌种类有限。同时研究发现，健康种植体上生物膜的微生物组成可能与牙周健康的青少年牙表面的微生物组成相似。

目前发现影响牙种植体周围微生物定植的因素如下：

1. 钛离子 一个横断面研究发现，种植体周围龈下菌斑中的钛离子数量增多减少了微生物多样性，改变微生物组成，如增加了韦荣球菌属的相对丰度、增加了种植体周围炎的发生风险。

2. 定期维护 一项长达5年的随访显示，没有定期维护的种植体发生种植体周围炎的概率高于定期维护的种植体，此外，没有定期维护的种植体具有显著增多的生物膜量和较多的橙色复合体检出。进展到种植体周围炎的个体表现出明显较高的生物膜量和更多的牙龈卟啉单胞菌、齿垢密螺旋体、具核梭杆菌检出。

3. 吸烟　在牙种植人群的口腔中，吸烟致使牙种植体周菌群的多样性减少，而致病菌增多。除乳酸杆菌属外，吸烟群体种植体周围密螺旋体属、普雷沃氏菌属、丙酸菌属及假单胞菌属增多，然而链球菌属、新月形单胞菌属和卟啉单胞菌属等是非吸烟人群种植体周围的优势菌群。

4. 牙周炎　种植体周围炎的龈下菌群中存在着大量被公认为"牙周致病菌"的菌群，即大量革兰氏阴性、能动菌群，牙周炎增加了"牙周致病菌"存在于种植体周围的机会。

二、牙种植体周围核心微生物组研究

口腔微生物群是除肠道微生物群之外的人体第二大的微生物群，对于维持口腔和全身健康至关重要。口腔微生物组是口腔中所有微生物基因组和生态组的集合。当口腔从健康转向疾病状态时，微生物组可能发生变化。因此，研究健康和疾病状态下的微生物组，特别是核心微生物组就显得格外重要。口腔核心微生物组是所有人类口腔微生物中的一组共有基因和生态组，其集合变化最小、最稳定。随着人们越来越明确口腔核心微生物组对健康的影响，相关研究正成为疾病诊断和治疗的核心。微生物在牙种植体周围疾病发生和发展中的作用已得到公认，但影响牙种植体周围疾病的相关微生物还未完全明确。随着新型分子微生物学方法在口腔微生物群研究中的应用，种植体周围黏膜炎和种植体周围炎的"核心微生物组"已成为目前研究的热点。

（一）健康和疾病状态下牙种植体周围核心微生物组的差异

早期研究集中于牙种植体微生物组，尚未提出牙种植体周围核心微生物组的概念。Koyanagi等首次使用16s rDNA –Sanger测序分析龈下菌斑样本，发现种植体周围炎位点的微生物组成比健康种植体更复杂多样。通过16S rRNA基因焦磷酸测序分析，分别提出了种植体周围炎与健康种植体存在的主要细菌种类。Zheng等将种植体周围核心微生物组定义为"跨样本最常检测到的OTU（操作分类单位/物种）"，发现种植体周围炎的位点中存在一些区别于健康种植体位点的罕见OTU，并认为此种植体周围炎的物种特异性可能与其病因有关。Sanz-Martin等通过使用Illumina测序比较健康和疾病状态牙种植体周围位点的微生物组，认为小韦荣球菌（*Veilonella parvula*，图9-7）、链球菌和罗氏菌属（*Rothia* sp.）在健康牙种植体周围核心微生物组中发挥重要作用；在种植体周围炎核心微生物组中红色复合体、产线菌属（*Filifactor alocis*）、嗜麦芽糖密螺旋体（*Treponema maltophilum*，图9-8）至关重要。

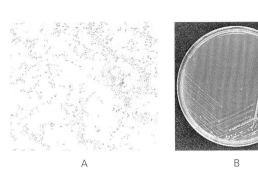
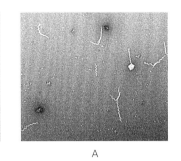
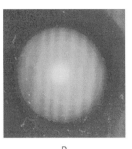

图9-7　小韦荣球菌
（A. 小韦荣球菌革兰染色阴性；B. 小韦荣球菌BHI琼脂平板菌落）

图9-8　密螺旋体
（A. 密螺旋体刚果红负性染色；B. 密螺旋体NOS半固体琼脂扩散菌落）

（二）牙种植体周围疾病与牙周炎核心微生物组的差异

由于早期检测技术有限，人们普遍认为，牙种植体周围疾病和牙周炎的龈下生物膜的组成极其相似。随后，开放式诊断技术在口腔微生物组中的广泛应用，打破了人们固有的观点。目前研究结果表明，牙种植体周围疾病的微生物群落结构可能与牙周炎不同。通过16s rDNA –Sanger测序发现，种植体周围炎位点的OTU高于牙周炎。研究发现，革兰氏阴性厌氧菌的比例在种植体周围炎和牙周炎之间有显著差异。Maruyama等提出了种植体周围炎和牙周炎的核心微生物组。种植体周围炎的核心微生物组包括卟啉单胞菌属（*Porphyromonas*）、变黑普雷沃氏菌（*Prevotella nigrescens*）、普雷沃氏菌属（*Prevotella Oris*）等，而牙周炎则包括口腔脱硫微菌（*Desulfomicrobium orale*）、真杆菌属（*Eubacteriun nodatum*）、隐藏真杆菌（*Eubacterium saphenum*）、唾液链球菌（*Streptococcus salivarius*）、消化链球菌科（*Peptostreptococcaceae*）等。他们认为，两种疾病不仅核心微生物组组成不同，某些物种的丰度也显著不同。

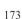

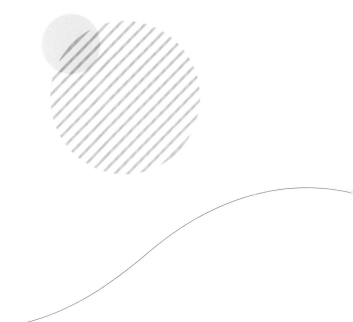

第四节　牙种植体周围疾病相关口腔微生物

牙种植体周围微生物受到宿主和环境等多种因素的影响，从而导致牙种植体周围微生物数量和组成的改变，进而增加牙种植体周围疾病发生的风险，这些因素可以分为全身因素和局部因素。

一、全身因素

（一）糖尿病

长期高血糖状态给牙种植体周围微生物生存提供了高糖环境，为牙种植体周围致病菌的生存提供了有利条件，进而影响牙种植体周围微生物稳态。从糖尿病患者口腔牙周袋内可以分离出数量显著增多的牙周致病菌，其中中间普雷沃氏菌、产黑色素普雷沃氏菌、直肠弯曲菌、纤细类杆菌、具核梭杆菌、啮蚀艾肯菌丰度更大，中间普雷沃氏菌、产黑色素普雷沃氏菌、直肠弯曲菌检出率更高。糖尿病患者龈下菌斑可培养的细菌以嗜二氧化碳噬细胞菌属和厌氧弧菌属为主，部分患者还发现伴放线放线杆菌和拟杆菌属。

目前认为，糖尿病通过影响口腔炎症因子调控微生物的组成。在非糖尿病的个体中，种植体周围炎患者种植体周围菌斑指数、探诊出血、探诊深度、全唾液IL-1β和IL-6，以及边缘骨吸收与非种植体周围炎患者相比水平较高。而在糖尿病患者中，上述参数的严重程度似乎受血糖状况的影响，而非受种植体周围炎的影响。糖尿病患者的血清及龈沟液中有大量致炎因子，如有IL-1β、IL-6和TNF-α等检出，且与患者血糖浓度呈正相关。而大量致炎因子加速了种植体边缘骨吸收。Xiao等通过动物实验证实使用IL-17抑制剂后，再将其唾液移植到无菌小鼠口内，无菌小鼠牙周探诊深度、探诊情况及边缘骨吸收均表现正常，因此认为高血糖环境促进IL-17的表达，增加口腔微生物的致病性，导致骨的缺失增加，首次从微生物的角度阐述了糖尿病致口腔尤其是骨相关并发症的机制。

（二）吸烟

在吸烟人群中，牙周致病菌如普雷沃氏菌属、密螺旋体、乳酸菌属、丙酸菌属及假单胞菌属等增多；而在不吸烟人群中，链球菌属、新月形单胞菌属和卟啉单胞菌属等为优势菌群。吸烟人群健康种植体周围微生物组中致病菌，如福赛斯坦纳菌、啮蚀艾肯菌、具核梭杆菌、牙龈卟啉单胞菌、生痰新月形单胞菌、TM7等的丰度较非吸烟人群高。一项长达3个月的前瞻性研究发现，吸烟人群口腔微生物中有大量与边缘骨吸收相关细菌（如牙龈卟啉单胞菌）的检出，导致种植术后3个月吸烟人群的骨吸收大于非吸烟人群。

对比两类人群的核心微生物组发现，吸烟人群牙种植体周围核心微生物组与不吸烟人群共享34种菌种，存在31种不同菌种，表明吸烟可以改变牙种植体周围核心微生物组。与不吸烟人群相比，吸烟人群牙种植体周围微生物组的生物多样性降低，共有的微生物数量也更多。同时，吸烟人群的牙种植体从健康状态进入种植体周围黏膜炎状态时，牙种植体周围菌群多样性减少；种植体周围黏膜炎进展为种植体周围炎时，牙种植体周围菌群改变不明显；在非吸烟群体中，种植体从健康状态转变到罹患种植体周围黏膜炎状态时，牙种植体周围核心微生物群组没有改变，反而增加了一些新的菌群；种植体周围黏膜炎发展为牙种植体周围炎时，口腔菌群改变不明显。

吸烟影响牙种植体周围菌群是由于吸烟人群的口腔微环境更适合致病菌群的生长。长期吸烟导致牙龈组织及牙龈成纤维细胞内大量晚期糖基化终末产物（AGEs）堆积，AGEs与其受体的过分活跃致使活性氧大量生成，氧化应激反应的增强破坏了多形核白细胞的趋化性和吞噬功能并产生大量致炎因子。免疫细胞的破坏会削弱宿主的屏障功能和对病原菌的免疫防御能力，同时，大量的活性氧也将直接导致口腔软组织炎症及边缘骨吸收。吸烟还形成口腔低氧、高温和较多游离铁离子的环境，抑制了口腔早期菌群的定植，造成口腔微环境的高度不稳定，破坏了口腔微生态平衡。

（三）雌激素缺乏

雌激素的减少导致大部分更年期女性唾液分泌质量和数量下降，口腔微生物的稳态因此而受影响。98.7%～100%的雌激素降低女性龈下牙周致病菌如牙龈卟啉单胞菌、福赛斯坦纳菌等的检出，预示雌激素降低女性有较高的患牙周炎及种植体周围炎的风险。然而雌激素减少与牙种植体周围微生物的相互影响还有待进一步探究。

二、局部因素

（一）牙周炎

由于牙种植体与天然牙存在相似的环境，牙周炎影响种植失败的机制与牙周炎发生的过程具有相似性。健康种植体周围存在大量革兰氏阳性球菌、不动杆菌及少量革兰氏阴性厌氧菌，当种植体周围黏膜炎发生时，牙种植体周围的球菌数量大幅增长，能动杆菌、螺旋体的数目增多，与龈炎较为相似；当种植体周围黏膜炎进展为种植体周围炎时，龈下菌群中便有大量革兰氏阴性、厌氧、能动菌群等牙周致病菌群检出。且牙种植体周围牙周袋中检出的微生物种群与相邻牙周袋中的微生物种群相似。

目前认为，牙周炎患者罹患种植体周围炎的机制是牙周致病菌的移植。人口腔中，天然牙即是细菌库，牙种植体相邻牙的牙周袋中的致病菌可以随着龈沟液、唾液的流动直接易位定植于牙种植体周围；在全口牙缺失的患者口内，牙周致病菌存活于舌苔及唾液中，通过唾液的流动最终也将易位至牙种植体周围。随后易位至牙种植体周围的牙周致病菌通过免疫逃逸逃避宿主免疫防御机制，促进对牙种植体周围组织的破坏，如牙龈卟啉单胞菌即通过荚膜多糖、菌毛、牙龈蛋白酶等逃避宿主免疫防御机制。伴放线聚集杆菌可通过激活B淋巴细胞和CD4$^+$ T淋巴细胞，促进IL-1β、IL-2、TNF-α等炎症介质的释放，引发炎症反应和骨吸收。

（二）不良口腔卫生

口腔卫生较差导致牙种植体周围菌斑的累积也是影响牙种植体周围微生态的重要因素。一项长达10年的研究发现，口腔卫生较差的群体种植体周围骨吸收约是口腔卫生较好群体的3倍。牙种植体周围菌斑的累积短期内会导致种植体周围黏膜炎，长期的菌斑积累致使种植体周围炎发病概率大大增加，和慢性牙周炎不同的是，种植体周围黏膜的炎症继续进展将导致病损与牙槽骨直接接触，骨吸收的速度与严重程度远大于慢性牙周炎周围骨吸收。

（三）残留粘接剂

临床上种植牙的不同固定方式也会对牙种植体周围微生态有不同程度的影响。粘接固位相比螺丝固位发生种植体周围炎的概率更高（*OR*=3.6），原因是大多数粘接固位会导致种植牙周围粘接剂残留。残留的粘接剂作为异物将引发炎症反应，同时残留的粘接剂有利于口腔微生物的定植。收集患者牙种植体周围残留粘接剂进行微生物测序发现，残留的粘接剂上有大量机会致病菌和致病菌黏附。

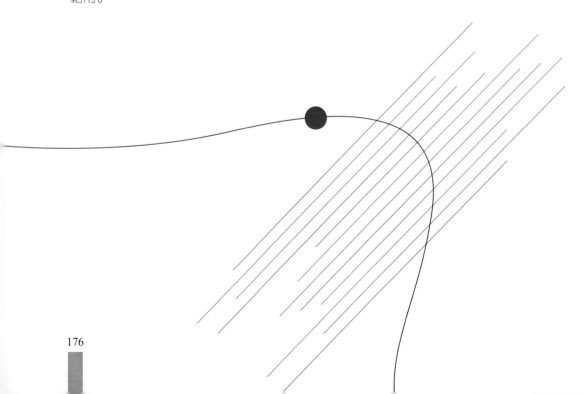

第五节　牙种植体表面及化学特性对口腔微生态的影响

牙种植体根据材料性能不同，可以分为金属（钛及钛合金）、生物陶瓷（新研发，已经应用于临床，仍处于待研究阶段）、其他高分子材料（聚四氟乙烯、丙烯酸树脂等，尚未应用于临床）；根据表面处理技术，可以分为光滑机械表面（最初应用于临床）、粗糙表面（目前临床使用）。粗糙表面又根据表面处理技术分为：①表面加成法，包括钛浆涂层TPS、羟基磷灰石涂层；②表面减去法，包括酸蚀喷砂、可吸收研磨介质（RBM）；③电化学氧化表面处理法，包括阳极氧化、阴极电沉积、电纺丝涂层；④表面轰击法。

一、影响口腔微生态的因素

微生物在不同材料或者不同表面处理的同种材料上表现出有差异的黏附、生长能力，因此，不同的生长界面和微环境会导致种植体表面微生态的改变。

（一）粗糙度

粗糙度是最常见的影响种植体表面微生物黏附的因素。临床研究表明，影响微生物黏附的粗糙度阈值为0.21 μm，即材料粗糙度在小于0.21 μm范围内改变不会影响细菌的黏附（Sa: 0.5～1.0 mm）。相比之下，表面粗糙度中等的种植体（Sa: 0.5～1.0 mm）在多菌种生物膜结构中能够积累更多的细菌生物膜和更多的致病菌（如具核梭杆菌和伴放线放线杆菌）。

（二）材料种类

材料种类的不同也影响着微生物在种植体表面的黏附及生长代谢。氧化锆种植体表面与钛种植体表面相比，牙菌斑生物膜的形成大大减少，差异有统计学意义。也有研究显示，粗糙度和疏水性对生物膜的早期黏附均无决定性影响，对比钛、钛合金及氧化锆三种种植体材料，氧化锆材料表面积累的生物膜量最多。然而也有人发现，相同粗糙度的氧化锆相比钛片在口内有更少的菌斑沉积，或许与氧化锆电导性更低有关系。AL-Ahmand也得出了相同的结论，认为氧化锆表面的生物膜沉积比在钛表面的更少。

（三）材料表面处理

材料表面处理技术由于可能同时改变了材料表面的物理性能及化学性能，对生物膜的影响更为复杂。一项探究微弧氧化（MAO）、辉光放电等离子（GDP）、喷砂及机械处理钛片对唾液链球菌、内氏放线菌、具核梭杆菌三菌种生物膜黏附的实验显示：辉光放电等离子喷涂表面对表面生物膜活菌计数没有影响，MAO处理的表面早期生物膜中具核梭杆菌计数较低，除蛋白质含量最低的GDP外，各组间的生物膜细胞外基质相似。

二、牙种植体材料的表面改性

如前所述，不同种植体材料及表面处理、种植体表面粗糙度等都会影响种植体表面微生物的黏附。为了降低种植体表面细菌黏附，研究者设计了一些新型材料，使种植体自身可以主动杀灭表面的细菌或减少细菌黏附，从而降低种植体相关感染的发生率，如对种植体表面进行改性。

（一）添加有抗菌成分的新型材料

用具有抗菌性的物质对种植体进行改性可以增强种植体的抗菌性能。常用的方法有直接用抗菌物质改性种植体表面，或用可以释放抗菌物质的涂层材料进行改性。

1.直接抗菌涂层改性　常用的直接抗菌涂层物质有季铵盐类杀菌物质和金属离子等（表9-1）。如Li等用抗菌单体二甲基氨基十二烷基甲基丙烯酸酯（DMADDM）对钛种植体进行改性，合成了一种新型DMADDM涂层钛种植体，并证明了该新型材料可以抑制生物膜的生长并调节生物膜的微生态系统。Yoshinari等用银改性纯钛表面，证明其可以有效减少牙龈卟啉单胞菌和伴放线放线杆菌的黏附。

表9-1　直接抗菌涂层改性的种植体材料

抗菌物质	种植体材料	靶向细菌	参考文献
二甲基氨基十二烷基甲基丙烯酸酯（DMADDM）	钛	唾液微生物膜	Li等，2017
银	钛	牙龈卟啉单胞菌和伴放线放线杆菌	Yoshinari等，2000
钛/银抗菌层	钛	葡萄球菌和肺炎杆菌	Ewald等，2006
银	钛合金	表皮葡萄球菌和金黄色葡萄球菌	Kuehl等，2016
银纳米粒子	钛	金黄色葡萄球菌	Croes等，2018
5-（4-溴苯基）-N-环戊基-1-辛基-1H-咪唑-2-胺[5-(4-bromophenyl)-N-cyclopentyl-1-octyl-1H-imidazol-2-amine]	钛	金黄色葡萄球菌	Peeters等，2018

2.可以释放抗菌物质的涂层改性　可释放抗菌物质的复合涂层材料多由抗菌剂及载体两部分构成。抗菌剂一般为抗生素或金属银等。如Ruguska等用电化学阳极氧化法在种植体表面形成二氧化钛纳米管结构，该结构可以负载银和锌纳米粒子，对白色念珠菌、近平滑念珠菌和变形链球菌有抑制作用。近年来，随着智能材料的发展，还有研究者针对牙种植体周围生理环境特点设计了智能响应性材料。如Dong等设计了一种二氧化钛纳米管阵列钛植入物（TNT），再将抗菌物质银纳米粒子（Ag-NPs）通过酸不稳定的缩醛键接枝到种植体表面，从而可以实现对pH值敏感的抗菌成分释放，表现出了较强的微生态控制作用。

（二）对种植体表面进行改性的新型材料

对种植体表面进行改性也可以减少种植体表面细菌黏附或使其具有抗菌性能。Harris等用聚（L-赖氨酸）-接枝-聚（乙二醇）在光滑钛表面进行涂覆改性，结果证实该方法能有效防止金黄色葡萄球菌在钛表面的黏附。Shibata等在氯化钠溶液中对钛种植体表面进行阳极氧化处理，其表面形成的三氯化钛（TICl$_3$）具有抗菌性能，增强了种植体的抗菌活性。

◎ 参考文献

［1］ Renvert S, Giovanni JL.Peri-implantitis[M]. Paris: Quintessence international, 2012.

［2］ Ting M, Craig J, Balkin BE, et al. Peri-implantitis: a comprehensive overview of systematic reviews[J]. The Journal of oral implantology, 2018, 44 (3) : 225-247.

［3］ Berglundh T, Armitage G, Araujo MG, et al. Peri-implant diseases and conditions: consensus report of workgroup 4 of the 2017 World Workshop on the classification of periodontal and peri-Implant diseases and conditions[J]. Journal of Clinical Periodontology, 2018, 45 (S20) : S286-S291.

［4］ Heitz-Mayfield LJA, Salvi GE. Peri-implant mucositis[J]. Journal of Periodontology, 2018, 89 (8) : S257-S266.

［5］ Charalampakis G, Belibasakis GN. Microbiome of peri-implant infections: lessons from conventional, molecular and metagenomic analyses[J]. Virulence, 2015, 6 (3) : 183-187.

［6］ Eick S, Ramseier CA, Rothenberger K, et al. Microbiota at teeth and implants in partially edentulous patients. A 10-year retrospective study[J]. Clinical Oral Implants Research, 2016, 27 (2) : 218-225.

［7］ Turnbaugh PJ, Ley RE, Hamady M, et al. The human microbiome project[J]. Nature, 2007, 449 (7164) : 804-810.

［8］ Sanz-Martin I, Doolittle-Hall J, Teles RP, et al. Exploring the microbiome of healthy and diseased peri-implant sites using Illumina sequencing[J]. Journal of Clinical Periodontology, 2017, 44 (12) : 1274-1284.

［9］ Maruyama N, Maruyama F, Takeuchi Y, et al. Intraindividual variation in core microbiota in peri-implantitis and periodontitis[J]. Scientific Report, 2014, 13 (4) : 1-10.

［10］ Tsigarida AA, Dabdoub SM, Nagaraja HN, et al. The influence of smoking on the peri-Implant microbiome[J]. Journal of Dental Research, 2015, 94 (9) : 1202-1217.

［11］ Hernández-Vigueras S, Martínez-Garriga B, Sánchez MC, et al. Oral microbiota, Periodontal status, and osteoporosis in postmenopausal females[J]. Journal of Periodontology, 2016, 87 (2) : 124-133.

［12］ Belibasakis GN. Microbiological and immuno-pathological aspects of peri-implant diseases[J]. Archives of Oral Biology, 2014, 59 (1) : 66-72 .

［13］ Dalago HR, Schuldt Filho G, Rodrigues MAP, et al. Risk indicators for peri-implantitis. A cross-sectional study with 916 implants[J]. Clinical Oral Implants Research, 2017, 28 (2) : 144-150.

［14］ Yoshinari M, Oda Y, Kato T, et al. Influence of surface modifications to titanium on oral bacterial adhesion in vitro [J]. Journal of Biomedical Materials Research, 2000, 52 (2) : 388-394.

［15］ 杨帮成，周学东，于海洋，等. 钛种植体表面改性方法[J]. 华西口腔医学杂志，2019，37 (2) : 124-129.

（周学东　程磊）

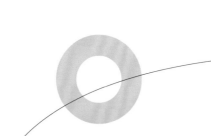